SELBSTHYPNOSE

Übernehmen Sie die Verantwortung für Ihr eigenes Leben

Geschrieben von Theo Bold Hayes

INHALT

Wie ein Brief an den Leser

Dieses Selbsthilfebuch mit dem Titel „Selbsthypnose: Erschaffe dein eigenes Schicksal“ versucht nicht, seinen Lesern irgendeine Form von medizinischem Rat zu behandeln, zu diagnostizieren, zu verschreiben oder anzubieten. Ihr Hausarzt sollte Ihre erste Anlaufstelle für alle gesundheitlichen Bedenken oder Pläne zur Verbesserung Ihrer Gesundheit sein.

KAPITEL 1
INNERE PROZESSE DES GEISTES

„...ein Mann ist genau das, woran er in seinem Herzen denkt“, sagt ein Sprichwort. Sprichwörter

Unglaube machte sich breit. Aus irgendeinem Grund ist ein Schulbus mit 26 Kindern verschwunden. Die Kinder hatten wie üblich ihr Haus verlassen, aber weder der Bus noch sie waren jemals in der Schule angekommen.

Chowchilla, Kalifornien, war mehrere Tage lang Schauplatz der Spannung, als Hinweise auftauchten. Und dann, fast so plötzlich, wie sie verschwunden waren, trafen der Bus und seine Insassen im Umkreis von hundert Meilen von zu Hause ein. Obwohl alle Beteiligten (Kinder und Fahrer) unversehrt davonkamen, konnte sich niemand an den Vorfall erinnern, als er von den Behörden befragt wurde.

Die Entführungsopfer wussten, was mit ihnen passiert war, aber sie konnten sich aufgrund des extremen Stresses, dem sie ausgesetzt waren, nicht an die Einzelheiten erinnern. Die Bemühungen des FBI, den Rückruf zu erleichtern, waren weitgehend erfolglos. Alle sahen zu verwirrt und vielleicht sogar verängstigt aus, sich an irgendetwas zu erinnern.

Die Polizei wandte sich in einem letzten Versuch an Dr. William Kroger, einen professionellen Hypnotiseur, in der Hoffnung, dass er den Opfern helfen könnte, Zugang zu den traumatischen Erinnerungen zu erhalten, die sie tief in ihrem Unterbewusstsein vergraben hatten. Der Busfahrer, Frank überfiel sie, sagte, er könne sich in seinem erschrockenen Zustand an nichts erinnern. Als Dr. Kroger ihn jedoch durch eine hypnotische

Rückführung in diese Zeit führte, erinnerte er sich an alles.

Zwanzig Minuten später erinnert sich der Fahrer an Einzelheiten, die dem Polizisten und den Entführern bei der Flucht helfen könnten.

Ray erinnerte sich, dass die Entführer diese Gelegenheit nutzten, um den Bus mit den 26 Kindern zwei Meter unter der Erde in einem Kiestunnel zu verstecken. Er enthüllte schließlich, wie verängstigt und irrational wir waren. Sie gruben selbst einen zwei Meter langen Gang, nur mit bloßen Händen, Kämmen, Stiften und Löffeln. Unter dem Einfluss von Hypnose erinnerte sich Ray lebhaft an den Vorfall. Er beschrieb den weißen Lieferwagen der Entführer und stellte fast alle Kennzeichen zur Verfügung. Der Polizist hatte nun genug Hinweise, um die Entführer zu finden und den Fall zu beenden.

Die Fähigkeit, Verdächtige und Zeugen in Hypnose zu versetzen, ist ein starker Vorteil für die Strafverfolgung. Die von ihm gefärbten Engel erzielten in den ersten sieben Jahren, in denen er Hypnose als Ermittlungsinstrument bei der Polizei von Los Angeles einsetzte, bemerkenswerte Ergebnisse in fast 600 Verfahren. Um dem entgegenzuwirken, stellen einige Gemeinden Hypnotiseure ein und andere bieten Schulungen für ihre Polizeidienststellen an. Ich bin sicher, sie haben mindestens tausend Ermittler darin geschult, mit dieser Methode wichtige Daten zu sammeln. Es hat sich gezeigt, dass Menschen immer noch einen freien Willen behalten und unter Hypnose Fehler machen können, weil einige Zeugen unter dem

Einfluss von Hypnose Fehler gemacht oder offen gelogen haben. Wir haben noch Arbeit am menschlichen Gehirn zu leisten, und Hypnose als Werkzeug zur Aufklärung von Verbrechen befindet sich noch in einem frühen Entwicklungsstadium. Der Erfolg der Hypnose beschränkt sich jedoch nicht auf den Bereich des Wetters. Über mehrere Jahre sind diese Programmierer gereift und haben eine breite Akzeptanz erlangt.

Seit der offiziellen Aufnahme der Hypnose in den medizinischen Bereich durch den Mental Health Council der American Medical Association im Jahr 1958 wurden große Fortschritte auf dem Gebiet der Medizin erzielt. Heutzutage wird Hypnose häufig anstelle der traditionellen Ästhetik bei chirurgischen Eingriffen, einschließlich Geburten und zahnärztlichen Eingriffen, eingesetzt. Kurz gesagt, hypnotisierte Menschen können laut medizinischer Forschung ihr autonomes Nervensystem, einschließlich ihrer Herzfrequenz und ihres Blutdrucks, denken und regulieren. Experimentell setzte er Hypnose ein, um Warzen loszuwerden und Krebs zu behandeln. Hypnose ist ein neues und wertvolles Werkzeug für die Menschheit, da sie mehr Möglichkeiten des Geistes eröffnet.

Hypnose hat in letzter Zeit auch Einzug in die Sportwelt gehalten. Die „Stimmungskammer“ wird von Teamplayern genutzt, um ihr Selbstvertrauen und ihre Moral mit Hypnotherapie-Klebebändern zu stärken. Hypnose wird von Profis und Athleten auf olympischem Niveau verwendet, um Konzentration und Ausdauer zu verbessern. Viele berühmte Persönlichkeiten der Kunst (darunter Schriftsteller, Künstler, Musiker, Tänzer und Schauspieler) halten Hypnose für einen wichtigen Teil ihres Prozesses.

Gewohnheitsmodifikation ist heute eine der beliebtesten Anwendungen der Hypnose. Die meisten Menschen, die ihren Lebensstil positiv ändern, konzentrieren sich darauf, Gewicht zu verlieren oder mit dem Rauchen aufzuhören, aber jede Gewohnheit kann gebrochen und jeder Lebensstil verbessert werden. Darüber hinaus ist es wichtig, dass Sie sich um Ihren Körper kümmern, Ihren Geist schärfen, Stress abbauen, Sorgen überwinden, einen warmen Sinn für Humor pflegen, Reichtum anziehen, inspiriert bleiben und sich auf alle Veränderungen in Ihrem Leben vorbereiten . Leben. Wir werden diese und andere wichtige Themen in der zweiten Hälfte des Buches behandeln.

Es gab einige seltsame Anwendungen der Hypnose. Der legendäre Hellseher aus Virginia Beach, Edgar Cayce, trat in einen Zustand der Selbsthypnose ein, der es ihm ermöglichte, Krankheiten zu diagnostizieren und seinen Klienten psychologische, emotionale und spirituelle Anleitung zu geben.

Tausende und Abertausende; viele von ihnen hat sie noch nie getroffen. Easy What Yes befand sich im selben Raum wie der Patient, und alles, was sie brauchten, war der Name und die Adresse des Patienten, um sich wie einer zu fühlen. Es gab keine anderen Patientendaten, die ich brauchte.

Nach dem Tod von Edgar Cayce im Jahr 1945 wurden seine „stenografischen Aufzeichnungen" entdeckt, die die mehr als 6.000 Lesungen aufführten, die er während seiner 43 Jahre in einem hellseherischen und telepathischen Zustand gegeben hatte. 1931 entstand als Association for Research and Enlightenment (ARE) eine psychologische Vereinigung, die sich der

Erforschung und Bewahrung widmete. Haben Sie ein Exemplar der 14.256 Lesungen von Edgar Cayce, das in seiner Bibliothek in Virginia Beach zu finden ist, die der Öffentlichkeit kostenlos zur Verfügung steht?

Laut Edgar Cayce-Historiker Thomas Surge passt „There Is a River" die Geschichte von Edgar Cayce gut in die Annalen der Hypnose. Cayce, der „Schläfer", den ich aus Lesungen kenne, schien bei mehreren Gelegenheiten in Trance zu schlafen. Befürwortete den Einsatz von Hypnose oder anderen suggestiven Therapien als Mittel, um Patienten zu helfen. Es gibt Berichte, dass er vollständig von der Verwendung von Hypnose oder Suggestion abrät. Dies war wahrscheinlich der Fall, da das Feld der Hypnose während Cayces Leben eher von Solo-Hypnotiseuren als von zentralisierten Kliniken oder Selbsthypnosebändern dominiert wurde.

Was ist das, was wir Hypnose nennen? Wie wird es verwendet, um Verbrechen aufzuklären, die sportliche Leistung zu verbessern, einigen beim Abnehmen zu helfen, die Entwicklung psychischer Fähigkeiten zu unterstützen usw.?

Das griechische Wort für Schlaf, Hypnos, ist der Ursprung unseres modernen Wortes Hypnose. Die heutigen hypnotisierten Personen könnten ihr Publikum potenziell unbegrenzt erweitern. Ich kann nicht schlafen, und das ist das Letzte, was ich brauche. - Kasten

Wenn Sie jemanden anschauen, während er schläft, stellen Sie vielleicht fest, dass er immer noch in der Lage ist, zu denken, zu sprechen, die Augen zu öffnen, auf Vorschläge zu hören und sich sogar zu bewegen, egal in welcher Form. Hypnotiseure sind bei vollem

Bewusstsein und hören alles um sich herum außer der Stimme des Hypnotiseurs.

Hypnose ist wie die Liebe schwer zu definieren, weil jeder eine einzigartige Erfahrung macht. Der schwierigste Teil für viele ist die Überwindung des Stigmas, das mit dem Begriff „Hypnose" verbunden ist.

Hypnose ist eine natürliche Methode, die von zeitgenössischen Denkern verwendet werden kann. Es hat viele Namen, darunter „Wachtraum" und „Schlafarbeit", und seine Bedeutung variiert, je nachdem, wen Sie fragen (selbst die Fachleute können sich nicht auf eine einzige Definition einigen). Während Hypnose vielen Menschen geholfen und sie inspiriert hat, glauben andere fälschlicherweise, dass sie ein notwendiger Teil der Präsentation ist. Obwohl Hypnose manchmal als solche präsentiert wird, liegt ihr wahres Wunder in der grenzenlosen Kapazität des menschlichen Geistes, nicht in einer Art spektakulärer Darbietung.

Es ist eine Möglichkeit, den Körper zu entspannen und durch geführte Bilder und einen positiven inneren Dialog auf einen höheren Bewusstseinszustand zuzugreifen. Der Begriff „Alpha" wird verwendet, um einen bestimmten mentalen Zustand zu beschreiben, der durch regelmäßiges elektrisches Gehirntraining erreicht wird.

Jeder von uns führt diese Routine jede Nacht durch, kurz bevor er in die Phase Y des Schlafes eintritt, und wieder morgens.

Gehirnwellenfrequenzen können als Barometer für Hypnose verwendet werden. Experten in den Bereichen Schlafforschung und Biofeedback 1 (u.a. Techniker, Mediziner und Schlafforscher)

1 Beim Biofeedback werden Geräte verwendet, um zu beobachten, wie es einer Person geht. Aus unbekannten Gründen gibt es kein biologisches Bewusstsein. Was Blutdruck, Muskelspannung und Y-förmiges Gehirnwellentraining gemeinsam haben, ist die Fähigkeit, zuvor unkontrollierbare Verhaltensweisen zu regulieren. Dies gibt dem Praktizierenden Wissen über körperliche Prozesse und ermöglicht eine freiwillige Regulierung innerer Zustände.

Es gibt vier verschiedene Phasen geistiger Aktivität, die in regelmäßigen Abständen auftreten, gemessen in Zyklen pro Sekunde.

Es gibt noch einige Unsicherheiten in Bezug auf diese aufstrebende Disziplin; Forscher haben jedoch dem natürlichen Zustand der Wachsamkeit den Begriff "Beta" gegeben. Wenn sich eine Person irgendwo zwischen vollständig wach und vollständig eingeschlafen befindet, spricht man von einem Alpha-Zustand. In Hypnose tritt Theta während tiefer, konzentrierter Meditation und in den frühen Stadien des Schlafes auf. Delta, die niedrigste Bewusstseinsebene, die bewusst erlebt werden kann, ist der Zustand des Tiefschlafs oder der Vergesslichkeit.

Die meisten Menschen geraten in einen hypnotischen Zustand, wenn sie sich im Alpha-Zustand befinden, einem Zustand, in dem die Aufmerksamkeit auf ein bestimmtes Objekt oder eine bestimmte Person reduziert ist, sie sich aber ihrer Umgebung bewusst bleiben. Sofern keine alternative Option angeboten und akzeptiert wird, erinnern sie sich an einen großen Teil der Sitzung. Einige Leute fragten nach seiner ersten Sitzung Ja, wirklich hypnotisiert, weil es ein so vertrautes Gefühl ist (ein Gefühl, das sie mindestens zweimal am Tag und häufig auch beim Fernsehen oder sogar in Tagträumen spüren). Manche Menschen nennen diese gesteigerte Bewusstseinsebene „Trance“, während andere sie „Entspannung“ oder „von der Person gesteuert“ nennen, die sie erfährt.

Faszinierend und mysteriös, Hypnose ist ein Zustand, der viele Fragen unbeantwortet lässt. Fans klassischer Stummfilme werden wahrscheinlich auf seine Magie schwören, während diejenigen, die mit dem Genre nicht vertraut sind, möglicherweise ein formelhaftes Handlungsinstrument sehen. Mein Wissen, wie es in klassischen Filmen dargestellt wird. Viele würden es direkt als Schwindel oder Unmöglichkeit abtun und darauf bestehen, dass es einen Haken geben muss. Menschen, die an Clubabenden teilgenommen haben, können ihre einnehmende und angenehme Art bestätigen. Es gibt immer mehr Leute, die ich kenne, die ihn kennen, und

Ich verstand, dass Hypnose ein Tor zu zuvor unzugänglichen mentalen Zuständen ist, mit Wirkungen, die weit über die Neuheit einer einzelnen Clubaufführung hinausgehen.

Hypnose ist entgegen der landläufigen Meinung nicht mysteriös. Einmal gemeistert, gibt es seinem Benutzer die Möglichkeit, die Form und das dynamische Y seines Geistes effektiv einzusetzen. Hypnose ist ein Zustand tiefer Entspannung, der den Körper beruhigt und den Geist öffnet, was eine erhöhte Aufnahmefähigkeit und Beobachtung ermöglicht. Der Geist einer hypnotisierten Person ist empfänglicher für Suggestionen, weil seine Abwehrkräfte geschwächt sind; Welche Art von Vorschlag am effektivsten ist, hängt jedoch von den Zielen und Werten der Person ab.

Was für ein kluger Gärtner Sie sind, der individuelle und sorgfältig durchdachte Ideen auswählt, um zu sprießen und zu wachsen. Hypnotischer Tee wirkt als nährendes Medium, das die Entwicklung der eigenen Gedanken fördert und ihr Potenzial zur Verwirklichung erhöht. Die Gedanken, die Sie in Ihr Unterbewusstsein pflanzen, manifestieren sich in Ihrem täglichen Leben. In diesem Garten erwarten Sie mehr potenzielle Ernten, als Sie vielleicht denken. Mit Vorsicht! Ein Glaube, der durch die Lesungen von Edgar Cayce bestätigt wird: „Gedanken sind Objekte“.

Dieses Buch gibt Ihnen Tipps, wie Sie Gedanken pflanzen können, wenn Sie Ihr eigenes Selbsthypnoseband aufnehmen, was Ihnen eine bessere mentale Kontrolle gibt und Ihnen hilft, sich in Richtung Ihrer Ziele zu bewegen. Mit Hilfe von Selbsthilfe-Bändern können Sie Ihr Leben nach Belieben verändern. Sie werden Ihnen helfen, Ihren Geist zu stärken und "Selbst" zu "Einander zu helfen" mit einem

Konzept, dessen Zeit gekommen ist, wiederherzustellen. Um zu kontrollieren, was in Ihren Gedanken wächst, müssen Sie nur Ihren freien Willen einsetzen.

Betrachten Sie zur Veranschaulichung des Verfahrens das folgende Beispiel. Nehmen wir an, Joe, dessen ich mir bewusst bin, knabbert an seinen Fingernägeln aufgrund eines Zustands namens "Zustand".

So lange er sich erinnern kann, vielleicht nicht länger. Jedes Mal, wenn Joes Zähne mit einem Fingernagel in Kontakt kommen, wird ein kleines Signal an sein Unterbewusstsein gesendet, wodurch er ein Klicken hört. Im Laufe der Jahre und bis heute dient Joes Gewohnheit seinem Unterbewusstsein immer wieder als Hinweis darauf, was er erreichen möchte. Schließlich beschloss er jedoch, mit dem Nägelkauen aufzuhören. Angesichts eines Tigers an den Zähnen muss er all seine Kraft und Entschlossenheit aufbringen. Aber Joes Finger finden wieder den Weg zum Mund, ohne zu wissen, wie sie es tun.

Wer genau ist das Problem? Joes Körper und Geist werden weiterhin auf die subtilen Signale reagieren, die sein Unterbewusstsein im Laufe der Jahre in sein Bewusstsein eingepflanzt hat, bis dies behoben ist. Auf diese Weise wird er weiterhin Signale an seine Hände senden, als ob er machtlos wäre, es zu stoppen. Obwohl Joes Bewusstsein erkennt, dass er sein Verhalten ändern muss, bleibt sein Unterbewusstsein an seiner aktuellen Flugbahn hängen, weil sie Joes etablierten Standards entspricht. Um Zeit zu sparen, Ihre Zeit! Wenn Sie lange genug warten, wird Ihr Gehirn verstehen, aber sind Sie bereit, es zu tun?

Joe muss zunächst mit seinem Unbewussten, seinem inneren Verstand, kommunizieren, bringt dort neue Informationen ein, um ein Verhalten zu modifizieren, das seinen Ursprung im Unterbewusstsein hat. Ähnlich wie das Abschneiden der Spitzen eines Unkrauts, eine nach der anderen, funktioniert diese Methode nur auf der Ebene des Bewusstseins, um die Gewohnheit auszurotten, die sie auszurotten versucht. Sie werden nicht bröckeln und das Anwesen wird sicher sein, aber bald wird das Unkraut wieder wachsen. Der hypnotische Zustand ermöglicht Joe den Zugang zu seinem Unterbewusstsein, wo die verworrenen Wurzeln seit Jahren wachsen. Er kann sie jetzt mühelos einzeln entfernen und an ihrer Stelle die Saat für etwas Besseres säen. Joes Fingernägel werden sich schnell erholen und er wird mit seinen Leistungen zufrieden sein.

Das Unkraut kann physisch eliminiert werden, oder Sie können Ihren Intellekt einsetzen, um seine Quelle zu entdecken. Auch Sie können erfolgreich sein, indem Sie die in diesem Buch beschriebenen Anfänger-Y-Techniken befolgen; Sie müssen jedoch die volle

Verantwortung für Ihre Erfolge (oder Misserfolge) übernehmen. Erstellen Sie das Selbsthilfeband, in dem der Zuhörer entscheidet, die notwendigen Schritte zu unternehmen, um Ziel Y zu erreichen? Für einen effektiven Kontakt mit Ihrem Unterbewusstsein ist Ihre volle Zustimmung und Kooperation erforderlich. Obwohl Hypnose Sie nicht dazu zwingen kann, Ihr Verhalten zu ändern, kann es Ihnen helfen, schwierige Situationen positiver zu sehen.

Ein Hypnotiseur ist jemand, der eine Vielzahl von Möglichkeiten verwendet, um bei einer anderen Person einen Alpha-Zustand zu induzieren, der es dieser Person ermöglicht, ihr rationales, analytisches Bewusstsein zu umgehen und ihr intuitiveres Unterbewusstsein anzuzapfen. So wie jemand, der möglichst schnell sein Ziel erreichen möchte, vielleicht eine andere Route durchs Land wählt, um den Stau einer Stadt zu umgehen, so ist auch dies ein Beispiel für eine schnellere Route. Es gibt zwei Funktionsebenen im menschlichen Geist: das Bewusste und das Unbewusste. Die Erde ist eine nützliche Metapher, um dieses Konzept zu verstehen. Das Unterbewusstsein kann mit den weiten Tiefen des Ozeans verglichen werden, während das Bewusstsein wie eine feste Masse Erde ist. Diese beiden Facetten Ihres Gehirns können auch unabhängig voneinander oder im Tandem arbeiten. Hypnose ist eine fortschrittliche Art der Interaktion, die Ihre bewussten und unbewussten Gedanken synchronisiert.

Die Schriften von Edgar Cayce liefern das Modell für die menschliche Psyche. Es ist das, was als treibende Kraft eines Lebewesens wirkt, das Leuchten oder die Repräsentation des Schöpfers ... Der Geist ist die Ausgangsaktivität, die den Menschen regiert, und er ist die Erklärung der Sinneseindrücke, wenn sie dem Menschen erscheinen Individuell. (3744-1)

Diese Lesarten beschreiben das Unterbewusstsein als „Das, was innewohnt, kommt in die Y-Seelenenergien des Geistes, in die Y-Entität, von der ich am besten Zugang weiß, wenn der Geist sich dessen bewusst ist."

Der Geist des Individuums oder die physischen Kräfte des Körpers haben gesiegt. Kann die Materialisierung des Spirituellen im Leben anderer beobachten. Die Unbewusstheit ihres Handelns als Manifestation. Wenn eine Person nicht in der Lage ist, ihre eigenen körperlichen, mentalen, moralischen und spirituellen Bedürfnisse zu suchen, ist es dieser Teil des Körpers, der einspringt, um die Leere zu füllen. Die unbewusste Kraft kommt aus dem Unterbewusstsein. (3744-1)

Das Gehirn steuert die Herzfrequenz, die Körpertemperatur und die Atmung als Reaktion auf körperliche Aktivität, auch wenn Sie bewusstlos sind.

Ihr Unterbewusstsein ist sich dessen bewusst; es wacht ständig über dich, wird nie müde und übernimmt, wenn du schläfst. Wenn Sie sich einschlafen lassen, denken Sie, dass der Prozess aufhört. Viele Menschen stellen fest, dass ihnen ihre innovativsten Gedanken in der kurzen Zeit zwischen Schlafen und Aufwachen kommen. Einige von ihnen sind wochenlang in ihrem Kopf versickert und tauchen zu einem ungünstigen Zeitpunkt auf.

Ihr Unterbewusstsein ist in seiner Fähigkeit zu reisen unbegrenzt. Was Sie mit einer vorhersehbaren Reaktion tun und sagen, ist das, was ein gehorsamer Soldat tut. Entscheidungen werden vom bewussten Verstand getroffen, der Y handelt. „Der bewusste Verstand bedeutet, dass er in der Lage ist, sich auf der physischen Ebene durch die Sinne zu manifestieren ", erklärt Cayce in seinen Lesungen. (3744-1) Wenn Sie etwas wirklich wollen, können Sie Ihr Unterbewusstsein darauf trainieren, es Ihnen zu bringen. Über Ihre Ideale und Bestrebungen zu meditieren ist eine Möglichkeit, die Unterschiede zwischen den beiden auszugleichen, die die Wurzel aller Schwierigkeiten sind.

Neue Gehirn- und Kognitionsstudien zeigen Variationen. Die rechte und linke Hälfte

Gehirn. Von links betrachtet ist es logisch und rational, aber von rechts betrachtet ist es intuitiv und visuell. Die in diesem Buch beschriebenen „Zyklen" der Selbsthypnose sind facettenreiche Erfahrungen, die sowohl auf der Technik der Suggestion als auch auf der eigenen Technik des Autors beruhen. Wie einfallsreich ist die Präsentation?

Die kreativen und kritischen Seiten des menschlichen Geistes sind wesentlich, um ein erfülltes und fruchtbares Leben zu führen. Sie können überall hingehen, wenn Sie Ihrer Fantasie, dem „kleinen Kind" Ihres Unterbewusstseins, das Steuer überlassen. Ein Computer stellt zweifellos die Daten zusammen, die von ihm verlangt werden. Es ist in Ordnung, dem Computer zu sagen, dass die Welt flach ist; er wird es nicht mehr wissen. Trotz ihrer Naivität ist sie ein dynamisches Werkzeug, da ihr Geist kreativ ist und sie glaubt, dass alles möglich ist.

Indem Sie Ihre Vorstellungskraft im hypnotischen Alpha-Zustand nutzen, können Sie Ihr Gehirn neu trainieren, um in Übereinstimmung mit Ihren Zielen und Bestrebungen zu funktionieren. Ihr kreativer Faktor sollte die Botschaft vermitteln: „Ich kann, ich werde, ich weiß, dass ich es schaffen kann", egal ob Ihr Ziel darin besteht, eine schlechte Angewohnheit abzulegen oder ganz von vorne anzufangen. Wie Kerzen auf einem Boot hat Ihre Fantasie grenzenlose Möglichkeiten, die Sie überall hin mitnehmen können.

Der Schlüsselfaktor, ein Merkmal Ihres Bewusstseins, ist wie das Ruder eines Schiffes, da er Sie auf Kurs halten kann und als Lotse für alle Ihre Selbstkontrollmechanismen fungiert. Es gibt Stimmungen wie „Ich kann nicht, ich werde nicht" und „Ich konnte es nie so machen, also kann ich es jetzt nicht tun." Zum Beispiel ist ihr Schwanken beim Teetrinken unerlässlich, um an die Idiotie von Handfütterungskrokodilen zu erinnern. Doch die Wiedererlangung der Kontrolle ist unerlässlich, wenn das Teetrinken in starren Routinen bewegungsunfähig macht oder wenn die „gesunde Vorsicht", deren man sich bewusst ist, in den „lähmenden Schrecken" umschlägt, vor dem man gelähmt ist. In einer perfekten Welt würde Ihr kritischer Faktor Impulse projizieren, destruktive eliminieren und Ihnen helfen, praktische Ziele zu setzen.

Streben Sie nach Harmonie zwischen Ihrem analytischen und rationalen Denken und dem unbegrenzten Potenzial Ihrer Vorstellungskraft. Es gibt jedoch eine Landbrücke, einen Balance Drop-Anker und Sie können gegen den Wind abwürgen.

Es ist nicht einfach, sich an den eigenen Bootstraps aufzurichten, wenn man durch einen negativen Konditionierungsfaktor Y verankert ist. Obwohl es möglich ist, sich mit genügend Zeit und Mühe aus dem Anker zu befreien, stellen Sie möglicherweise fest, dass der Anker weiterhin nach unten zieht Hintergrund, ich weiß, steckt tief in deinem Kopf, so etwas wie die Wurzeln einer alten Gewohnheit. Die Hilfe von Y bei der Aufzucht wird Ihnen die Ressourcen an die Hand geben, um Ihren eigenen Weg einzuschlagen.

Haben Sie alle Hoffnung verloren, jemals die Kunst des Bootfahrens zu meistern? Wenn Sie nicht einer der wenigen sind, die das Unmögliche erreicht haben, werden Sie es wahrscheinlich nie tun. Aber Moment mal! Wer genau hat Ihnen gesagt, dass Sie nicht die Welt bereisen oder die Chinesische Mauer erklimmen können? Was hat Sie daran gezweifelt? Einstellungen, sowohl Ihre als auch die Ihrer Umgebung, haben einen erheblichen Einfluss darauf, wie Sie sich selbst sehen und wie die Welt Sie sieht. Sie alle tragen zu einem Gefühl der Hoffnungslosigkeit bei, seine Ambitionen zu erreichen, weil man so viele verschiedene Gründe hört, warum es schwierig ist, dies zu erreichen. Gedanken wie diese sind der Stoff, aus dem Ideen wie Anker geformt werden. Anker dienen einem Zweck, aber sie müssen wiederhergestellt werden, bevor sie fortschreiten können.

Hypnose, in diesem Fall hilft Ihnen eine Tasse Tee nicht, über Nacht vor Anker zu gehen, aber es könnte Ihnen helfen, besser zu schlafen. Selbsthypnosebänder können verwendet werden, um den eigenen Geist neu zu programmieren, um schlechte Gewohnheiten zu brechen, ein positiveres Gefühl der Selbstidentität zu schmieden und ruhende Fähigkeiten und Talente freizusetzen. Zyklus oder Programmierer ist der Begriff für diese Abfolge von Ereignissen. Ein Loop stellt einen systematischen Ansatz dar, um positive Veränderungen herbeizuführen.

Auf dem Gebiet der Informatik ist ein Programmierer eine Reihe verwandter Anweisungen, denen ein Computer folgen muss. Die Anforderungen an die Maschinensprache der Werkstatt sind streng. Ein analoges Konzept existiert im Bereich des Verstandes: Ein Programmierer ist ein zusammengestellter Satz verbaler und visueller Anweisungen, die das Unterbewusstsein lenken. Die verwendete Sprache sollte leicht verständlich sein.

Ein vollständiger Hypnose-Programmierer, einschließlich gezielter Suggestionen und kreativer Visualisierungsübungen, wird als „Zyklus" bezeichnet. Das Lexikon definiert einen Zyklus: Was: Ein Zeitraum günstiger Wetterbedingungen, in dem erwartet werden kann, dass etwas ankommt und sich dauerhaft niederlässt. Der Zyklus ist auch in seiner Gewissheit unbestreitbar. Was für eine Wende auf einem Rad und eine volle Umdrehung.

Ihr Leben kann die in diesem Buch beschriebenen Erfolgszyklen wiederholen. Indem Sie beispielsweise einen Versicherungszyklus durchziehen, können Sie eine Persönlichkeit und Durchsetzungskraft entwickeln, die Sie trotz einer gescheiterten Vergangenheit zu einer treibenden Kraft hinter dem Erfolg macht. Obwohl Veränderungen plötzlich und dramatisch sein können, sind die Arbeiter hinter dem Wunder Ihre Bestrebungen, Wünsche, Vorschläge und

Kreative Vorstellungskraft. Sie können neue Nervenbahnen in Ihrem Gehirn stärken, indem Sie wiederholt positive Selbstgespräche hören und visualisieren. Es ist kein neues Konzept. Inwieweit repräsentieren Sie eine ältere Frau? Ähnlich wie das Buch der Sprichwörter der Bibel.

Hypnose-Tee lehrt Sie, die Vitalität Ihres kreativen Geistes zu kanalisieren, was dann zuvor unvorstellbare Möglichkeiten offenbart. Erschaffe deine eigene Realität mit deiner Vorstellungskraft. Jeder große technologische Fortschritt, vom Rad bis zum Start von Satelliten in den Weltraum, entstand in den Köpfen einiger weniger engagierter Menschen. Wenn Sie Vertrauen in sich selbst und Ihre Fähigkeiten haben, können Sie Dinge bewegen.

Selbsthypnosezyklen werden bald die Macht Ihres Geistes offenbaren, Ihre Lebenserfahrung zu verändern. Sie könnten Ihr Erinnerungsvermögen, Ihre Inspiration und Ihre Eloquenz verbessern. Es ist möglich, die Nervosität in etwas Nützliches und Konstruktives zu lenken. Eine Möglichkeit, mit Sorgen umzugehen, besteht darin, ein positives Selbstbild aufzubauen. Es wird Ihnen leichter fallen, einzuschlafen und sich daran zu erinnern, wo Sie Dinge hingelegt haben. Geburten und größere Operationen können im Voraus geplant werden. Mehr Liebe und Ganzheit in deinen späteren Jahren ist in deiner Reichweite. Es ist Ihnen möglich, Ihre psychischen Fähigkeiten zu verbessern und eine aktive Rolle in der menschlichen Erfahrung zu übernehmen. Wenn Sie lernen, wie Sie Ihre eigenen Selbsthypnosebänder erstellen, sind Ihnen keine Grenzen gesetzt.

Bevor Sie dies alles als unmöglich abtun, denken Sie daran, dass wir in einer Zeit leben, in der das scheinbar Unvorstellbare die Norm ist. Wir haben Kitty Hawks erste kolossale Schritte in nur wenigen Jahrzehnten zum Mond geschickt. Aber es war einmal ein Mann, der davon überzeugt war, dass er nicht fliegen kann, und er lag nicht falsch. Ein aerodynamisches solarbetriebenes Flugzeug ist jetzt Realität. Es gibt nichts Wichtigeres als Ihr eigenes Denken. Heute denken Sie an Ihre Zukunft. Wenn Sie bereit sind, Ihren Geist zu öffnen, können Sie Welten erkunden, von denen Sie nie wussten, dass sie existieren, lernen, sich durch wissenschaftliche Forschung zu verbessern, Ihre Erkundungsreise zu einem aufregenden und fruchtbaren Ende bringen und Entdeckungen machen, von denen Sie nie wussten, dass sie existieren. Existenz.

KAPITEL 2
DYNAMIK ÄNDERN

Jeder, den ich kenne, hat den angeborenen Wunsch, sich von den Begrenzungen seiner Vergangenheit zu befreien, sich über die Begrenzungen der Gegenwart hinauszuwagen und zu entdecken, was die Zukunft bereithält. Veränderung ist proaktiv und entschlossen und schafft mit Kraft und Vitalität einen neuen Ort. Es geht darum, eine bessere Zukunft aufzubauen, anstatt nur tief verwurzelte Gewohnheiten zu zerstören.

Ein Ausdruck, der diese Übergangs- und Entwicklungsphase perfekt zusammenfasst, ist „unstuck". -der Prozess der Überwindung starrer Muster, Süchte und ungewollter Gewohnheiten. Alte Wurzeln „herauszureißen" bedeutet, sich über eine leblose Vergangenheit oder Gegenwart zu erheben. Unabhängig von Ihrem Niveau (körperlich, mental, emotional oder spirituell); Sie werden den gleichen Bedingungen ausgesetzt sein.

Das Leben ist ein Spaß oder ein absolutes Abenteuer, wie Helen Keller, die viele dramatische Veränderungen durchgemacht hat, einmal sagte. Aber es gibt Zeiten, in denen es beängstigend ist, Wachstum und Veränderung zu erleben. Meiner Meinung nach schätzt niemand das Neue wirklich, wie Eric Hoffer in „The Test of Change" (The Test of Change – Harper & Row 1963) argumentierte. Wir sind sehr nervös um ihn herum.

Nicht nur das ist nicht wahr, sondern, wie Dostojewski sagt, „einen neuen Schritt zu tun, einen neuen Satz zu sagen, ist das, was die Menschen am meisten fürchten", ebenso wie die Erfahrung, nur wenige Male neu zu sein, was eine pochende Erregung auslöst. Sensation.

Wenn Sie bereit für die Transformation sind, werden Sie den Schalter erkennen, der die Tür zu einem neuen Kapitel öffnet. Um zu funktionieren, muss ein Hebel eine Art Drehpunkt haben, wie es die physikalischen Gesetze erfordern. Drehpunkt ist der Drehpunkt. Wie die oben genannten „Lebensregeln" vorschreiben, können Übergänge freiwillig initiiert oder durch eine externe Krise beschleunigt werden. Per Definition ist eine Krise ein entscheidender Moment oder Moment. Der Dreh- oder Wendepunkt, von dem aus Sie diesen Hebel ziehen können, ist Ihr Selbsthypnoseband. - Wie Sie es für richtig halten, dh Ihre gewünschte(n) Nachbesserung(en)

Hier sehen wir, wie ein ernsthaftes Problem genutzt werden kann, um eine signifikante Veränderung herbeizuführen. Vor einigen Jahren bat eine Frau den Pfarrer um Rat. Es war die Schuld meines kleinen Bruders, dass ich Eheprobleme hatte, und es verursachte mir viel Stress und Angst. Ich kenne jemanden, der aus Verzweiflung zu Drogen und Alkohol gegriffen hat, nachdem er seinen Job verloren hatte. Ich hatte gehofft, dass der Pfarrer für meine Schwester „Dinge arrangieren" könnte. Sein Bruder, sagte er ihm, sei derjenige, der um Hilfe bitten sollte. Er erkannte, dass die meisten Menschen die Art und Weise ändern wollen, wie andere Menschen sind. Er spekulierte auch, dass sein Bruder einen Wendepunkt im Leben erreichen würde, der bedeutende Veränderungen erfordern würde, und betonte die Bedeutung der Entscheidungsfreiheit des Bruders bei diesen Entscheidungen. Er wusste aus jahrelanger Erfahrung, dass Menschen manchmal im Hintergrund spielen müssen, bevor sie um Hilfe bitten oder etwas Neues beginnen können.

Obwohl es einige Zeit dauerte, überzeugte die Zeit die Frau schließlich davon, dass der Rat des Priesters richtig war. Das Leben von Bruder Minor war unverkennbar eine Abwärtsspirale. Seine Frau ist eines Tages einfach gegangen. Im Nachhinein lehrt uns jedoch, dass das Verlassen seiner Frau der Wendepunkt war, der ihn daran hinderte, sich selbst vollständig zu zerstören. Das Paar begann, sein Leben neu zu bewerten und beschloss schließlich, einen Plan in die Tat umzusetzen. Die Jahreszeit, Toleranz und Unterstützung für

Sie waren in der Lage, die richtigen Veränderungen vorzunehmen, weil sie durch Familie und Therapie ein besseres Verständnis von sich selbst hatten.

Aufgrund der weit verbreiteten Angst und der daraus resultierenden Widerstände werden Übergangszeiten in den Medien oft als schwere Krisen dargestellt.

Ihre alten Wege dienen Ihnen vielleicht nicht mehr, aber Sie klammern sich vielleicht aus Nostalgie oder dem Glauben daran, dass sie Ihnen ein gewisses Gefühl der Sicherheit geben. Diese tief verwurzelten Routinen neigen jedoch dazu, mit der Zeit langweilig zu werden.

Dieses Gefühl der Agonie warnt Sie davor, dass ein entscheidender Punkt in Ihrem Leben bevorsteht, und dann könnten Sie plötzlich unter einer Angstkrise enormen Ausmaßes leiden. Es ist nicht so schlimm, wie es sich anhört, besonders wenn Sie die Gelegenheit nutzen, sich mit Ihrem inneren Wesen zu verbinden und seiner Führung zu folgen. Selbsthypnose kann in Verbindung mit Gebet und Meditation verwendet werden, um Ihnen zu helfen, eine Bestandsaufnahme Ihres Lebens zu machen und positive Veränderungen vorzunehmen. Erledigen Sie die Dinge jetzt. Sie können den Osten als den Ort betrachten, an dem Ihr Leben eine entscheidende Wendung zum Besseren nimmt.

Auch wenn ein menschlicher Fötus im Mutterleib vollständig geschützt ist, ist der Tag der Geburt ein kritischer Zeitpunkt. Ein Durchbruch sozusagen. Doch wer könnte geboren werden, wenn dieser bedeutsame Anlass nicht frei gewählt (oder erzwungen) wäre? Es scheint, dass eine beträchtliche Menge an Sauerstoffwechsel erforderlich ist. Da das Lernen nicht mit dem Abschluss der High School oder des Colleges aufhört, ist die Förderung von Veränderung und Fortschritt ein fortlaufender Prozess. Sie werden einen neuen Start in den Tag entdecken, bei dem Sie nicht nur Ihre Vorstellungen, sondern auch Ihr Verhalten ändern.

Ist es das, was wir gerade tun? Es wird einfach nicht passieren Legen Sie Ihre Ziele fest und entscheiden Sie sich dann für einen neuen Ansatz, um sie zu erreichen, indem Sie die notwendige Arbeit leisten. Ja, so ist es

Wenn Sie auf diesem Weg keine Fortschritte sehen, ist es an der Zeit, etwas Neues auszuprobieren. Sie könnten eine aufregende neue Dynamik initiieren, indem Sie etwas schaffen, das Sie noch nie zuvor ausprobiert haben. Eine Kreuzung ist ein Ort, an dem sich zwei Straßen treffen und Sie sich entscheiden können, in verschiedene Richtungen zu gehen. Sie können sich entscheiden, Ihren Lebensweg zu ändern, sei es, dass Sie eine neue Karriere beginnen, soziale Kreise wechseln oder völlig neue Interessen verfolgen. Sie haben die Möglichkeit, Ihre bisherigen Praktiken zu ändern und neue Denkweisen zu entwickeln.

Da jeder anders ist, gibt es keinen einzigen empfohlenen Weg, um die Transformation durchzuführen. Hier sind jedoch einige Illustrationen der Wahrscheinlichkeiten.

Wer ist Carlos? Ich habe kürzlich gehört, dass ein ehemaliger Gymnasiast. Es ist nicht so, dass ich nicht gewusst hätte, wo das Getränk sein sollte. Er war entmutigt und unsicher über seine Zukunft, also traf er die Entscheidung, eine Woche in seiner Nähe in den grünen Wäldern Neuenglands an einem See zu campen. Auf der Suche nach der wahren Richtung setzte er sich hin, um über den Sinn seines Lebens nachzudenken. Carlos überprüfte seine Ideale und setzte sich ein vernünftiges Ziel, das er schließlich erreichte. In dieser Zeit der Isolation, Reflexion und Intimität mit seinen eigenen Gedanken erlebte er die Dynamik lebensverändernder Veränderungen.

Deborah kämpfte mit ihrem Gewicht. Selbsthypnose war mir völlig unbekannt. Ohne Erfolg hatte er eine Vielzahl von Diäten ausprobiert. Die Chance, sich um eine entfernte Domäne voller unbezahlbarer Artefakte zu kümmern, ist unwiderstehlich. Was für ein brillanter Plan! Sie fügte hinzu: „Ich werde arbeiten, ich werde ohne Unterbrechung lesen und lernen können, und ich werde keine anderen Lebensmittel als Obst und Gemüse mit mir herumschleppen können." Das mag extrem geklungen haben, aber Deborah war angesichts der schnellen Veränderungen, die in Ihrem Leben stattfinden, mit „kaltem Truthahn" (nicht kalten Truthahnsandwiches!) einverstanden. Sie hat ihre Gesundheit verbessert und finanzielle Vorteile aus der ungewöhnlichen Strategie dieser Methode gezogen.

Aufgrund der bedrückenden Atmosphäre, die sie zu Hause ertragen musste, wurde Carmen zurückhaltend, zurückgezogen und introvertiert. Sie traf die bewusste Entscheidung, in eine kleine, informelle Nachbarschaft von Häusern zu ziehen, als sie expandierte. Y ein tägliches Getränk anzubieten, die soziale Interaktion mit einer fröhlicheren und unterstützenderen Gruppe von Menschen zu fördern und das Zusammengehörigkeitsgefühl innerhalb der Gruppe als

Ganzes zu fördern. Er überwand sofort seine Schüchternheit gegenüber Carmen. Der revolutionäre Schritt zur Verbesserung der menschlichen Interaktion, des Verständnisses und der Akzeptanz bestand darin, sich in eine bessere Umgebung zu versetzen. Heutzutage ist Carmen eine Pionierin mit mehr Selbstvertrauen und Stärke.

Patrick hat schon immer davon geträumt, die Welt zu sehen. Das Problem war, dass er nie bezahlt wurde und seine Arbeit nie erledigt war. Eines Tages, inspiriert von den Schriften von Henry David Thoreau, sammelte er seine Sachen zusammen, darunter eine Tüte mit Kleidern und einen Schlafsack, und begab sich auf eine Reise der Selbstfindung und Erweiterung des Horizonts. Nachdem Pat viel gereist ist und mehrere Sprachen gelernt hat, ist er in der Lage, einen Reiseführer zu erstellen.

Die Auswirkungen des Schaffens von Veränderungen auf andere werden hier demonstriert. Jetzt ist es an der Zeit, Erfolg zu „schaffen". Wenn Sie Y drücken, öffnet sich die Tür (Matthäus 7:7). Manchmal schleicht sich eine Gelegenheit ungebeten oder als Besucher vorbei. Wenn Sie eine Krise leidenschaftslos untersuchen, können Sie Erkenntnisse darüber gewinnen, wie sie Ihnen als Sprungbrett zu einem besseren Leben und neuen Möglichkeiten diente.

Transformative Veränderung oder Empowerment kann für manche Menschen wie eine große Errungenschaft erscheinen. Es ist die ultimative Überarbeitung, der Beginn einer ganz neuen Existenz. Für manche Menschen kann der Wechsel von schlechten zu guten Gewohnheiten so einfach sein wie das Eliminieren von Y. Manche Menschen erreichen ihre Ziele durch eine Reihe kleiner Handlungen, während es für andere nur eine Heldentat braucht. . Wenn Sie mit so gut wie nichts auskommen wollen, tun Sie auf jeden Fall so gut wie nichts. Aber wenn Sie viel bekommen wollen, versuchen Sie viel.

So sagte Edgar Cayce: „Seien Sie vernünftig mit sich selbst, seien Sie vernünftig mit dem, was getan werden soll! Betrachten Sie es so: Sie sind wie ein Auto, das im Schlamm stecken geblieben ist. Ich würde hin und her gehen würdest du sehen, dass du untergehst, untergehst, untergehst, aber wenn du aufhörst oder stirbst, könntest du herauskommen? Erhöhe deine Kraft, deine Entschlossenheit und deine Entschlossenheit, und du wirst frei sein zu gehen. (911-4)"

Gibt es eine Zeit, in der es eine gute Idee ist, umzuziehen? Y gibt einige deiner Ställe frei. Führen Sie einige Gedankenexperimente durch, indem Sie Folgendes berücksichtigen:

Wie sehe ich aus, als wäre ich gefangen?

Welche Bereiche meines Lebens erkenne ich als „komprimiert“?

In welcher mentalen, spirituellen, emotionalen, finanziellen und beruflichen Verfassung befinde ich mich gerade?

Was genau möchte ich ändern Y?

Und schließlich, wie viel Zeit bin ich bereit, einem Programmierer zur Selbstverbesserung und Umschulung zu widmen?

Ihr täglicher Selbsthypnose-Programmierer kann die dynamische Veränderung bewirken, und nur 25 oder 30 Minuten des Programmierers pro Tag können Ihr Leben erheblich verbessern, egal ob Sie in einer Brunft, auf einem Plateau oder in einer schlammigen Gegend stecken. Nein, das wahre Geheimnis ist, es einfach jeden Tag zu tun. Ein zeitgenössischer Denker sagte einmal: „Sag mir, was du in deiner Freizeit machst, und ich sage dir, was du in einem Jahr sein wirst." Ich hätte es selbst nicht besser sagen können. Ehrlich gesagt ist die Zeit, die Sie mit Entspannung verbringen, die Zeit, die Sie am meisten schätzen. Wertvoll. So ist das Wetter heute. Profitieren Sie voll davon!

Alles, was Sie zu erreichen hoffen, wird gemäß jeder Ihrer Launen, Gedanken, Ziele, Bedürfnisse und Ideale erreicht. Nur Sie können entscheiden, ob Sie ein Ja oder ein Nein brauchen. Wie entscheiden Sie als Bildhauer, welche Winkel Sie verwenden?

Welche Feinheiten wollen Sie festhalten und wo wollen Sie Ihre pointierten Beobachtungen ablegen. Wählen Sie Ihr eigenes Tempo und verarbeiten Sie Ihren Geist sanft. Sie können entweder langsam und methodisch meißeln oder große Brocken mit kräftigen Schlägen hämmern. Der beste Schritt, den Sie tun, wird wirklich nett zu Ihnen sein und es ist derjenige, der funktioniert.

Um eine signifikante Veränderung in Ihrem Leben herbeizuführen, kann Ihnen Selbsthypnose-Tape helfen. Dank dieses dynamischen Trainings können Sie Ihre Ziele erreichen, indem Sie sich auf die Mittel und nicht auf die Hindernisse konzentrieren. Wir können davon ausgehen, dass Sie, wie die überwiegende Mehrheit der Menschen, sowohl große als auch kleine Projekte haben, die Sie angehen möchten. Berücksichtigen Sie zunächst sowohl Ihre gewünschten Ergebnisse (Ihre Ziele) als auch die Motivationen dahinter. Dass (du ideal bist) (in den Cayce Readings wird das Ideal als Standard oder Maßstab betrachtet, an dem du dein Leben misst), der schwierigste Teil ist, dich auf deine wahren Wünsche zu konzentrieren und zu verstehen, warum du sie willst.

Ein effektiver Weg, um sich ein klareres Bild davon zu machen, was Sie wollen, besteht darin, alle Ihre Ziele in der Reihenfolge ihrer Priorität aufzuschreiben. Dann müssen Sie nach innen schauen, um herauszufinden, was Ihr Verlangen antreibt. Nachdem Sie zuerst denken, dass Sie etwas brauchen, stellt Y Ihnen eine Rechnung aus. Sie denken vielleicht: „Ich will viel Geld", aber es fehlt Ihnen die Selbstbeherrschung und das Verantwortungsbewusstsein, um eine so große Summe effektiv zu verwalten. Nachdem Sie darüber nachgedacht haben, scheint es, als ob Tee der beste Weg ist, um dorthin zu gelangen, wo Sie hin müssen, indem Sie Ihre Ausfallzeit produktiv nutzen, um Ihre höheren Werte zu steigern.

Sie können praktisch jeden Programmierer lernen, unabhängig von Ihrem Hintergrund, sei es rassisch, privat, finanziell oder romantisch. Spaß, Abenteuer, Lernen und persönliches oder spirituelles Wachstum sind alles Möglichkeiten. Die Ziele einer Einzelperson oder eines Unternehmens sollten nicht auf die täglichen

Belange der arbeitenden oder ansässigen Bevölkerung ausgerichtet sein.

Ein schneller Weg Wenn Sie nicht wissen, wo Sie Ihre Bemühungen basierend auf dem Zyklus von Kapitel 8 „Vorbereitung auf die Transformation" beginnen sollen, heben Sie Ihre Hand.

Es ist sinnvoll, klar definierte Ziele zu haben. Ihr Unterbewusstsein arbeitet bereits hart daran, Sie dorthin zu bringen. Wenn Sie nicht bewusst denken, durchlaufen Sie immer diese Prozedur. Eine Prise Naivität und Zielstrebigkeit bei sich bietenden Chancen ist dennoch hilfreich bei der Zielprogrammierung.

Bleiben Sie optimistisch, wenn Sie sich für ein Ziel entscheiden. Die Regel wird am Ende befolgt. Um wieder das obige Beispiel zu verwenden, setzen sich die Leute das Ziel „Ich möchte viel Geld", aber verbringen dann übermäßig viel Zeit damit, sich darüber zu beschweren, wie viel sie nicht haben. sie schlecht bezahlt werden, wie hoch ihre Schulden sind und wie hoch die Inflation ist. All diese Gedanken und Diskussionen führen zu höheren Kosten. Sie stolpern im Schlamm und tun nichts, außer sich zu erschöpfen.

Die Schaffung eines guten Geldbewusstseins (Finanzheilung) ist eine effektivere Strategie, um aus wirtschaftlichen Trotts herauszukommen. Tolle Figur. Schaffen Sie eine produktive Denkweise, die Geld anzieht, indem Sie den Zyklus „Überfluss anziehen" aus Kapitel 8 verwenden. Es ist wichtig, sich daran zu erinnern, dass Geld eine Energiequelle ist. Der Zweck rechtfertigt die Methoden. Geld ist nur Metall und Papier, also investieren Sie in etwas Sinnvolles.

Die Frage ist: "Was kann Geld für dich tun?" Was Sie zu einem besseren Menschen machen kann, ist entscheidend.

Der Glaube, dass materieller Erfolg von finanziellen Mitteln abhängt, ist weit verbreitet (es ist ein guter Weg, aber nicht der einzige). Es ist nicht ungewöhnlich, sowohl direkte als auch schnelle Ansätze zu finden

Ziele mit monetären Mitteln erreichen. Planen Sie Ihr Ziel zu diesem Zeitpunkt, sobald Sie entschieden haben, was Sie wirklich wollen und warum Sie es wollen.

Susana träumte von einem fantastischen und exotischen Urlaub. Sie wollte sie, weil sie seit vielen Jahren keinen richtigen Urlaub mehr gemacht hatte und etwas Zeit zum Entspannen und Regenerieren genießen konnte. Sie hatte versucht, Geld für die Reise aufzubringen, aber ihre Bemühungen waren nie ganz erfolgreich. Sie wählte einen anderen Ansatz, nachdem sie darüber nachgedacht hatte, wie sie ihr Ziel schreiben sollte. Sie riet: „Sprechen Sie mit Ihren Leuten, die Ihnen helfen können, mit Ihren Plänen erfolgreich zu sein." Bald darauf wurde er eingeladen, sich einer Familie auf einer Reise nach Hawaii anzuschließen, wo er als „kleine Schwester" im Austausch für kostenlose Unterkunft und Verpflegung fungieren würde.

Nachdem Sie sich von Ihrem Trott befreit haben, müssen Sie zwei Dinge beachten, wenn Sie Ihre Ambitionen erreichen. Das erste ist, alles zu schätzen, was Sie bisher erreicht haben. Dieses Wissen ist entscheidend für Ihre psychische Gesundheit. Bedenke, wie viel Nachdenken in das Schreiben selbst einiger einfacher Sätze geflossen ist. Zweitens: Gehen Sie nicht zu dieser schlechten Zeit in Ihrem Leben zurück. Dies ist ein Vorbehalt, auch wenn es einfach erscheinen mag, es ist entscheidend, auf Backtracking zu verzichten. Was habe ich vom Direktor des Providence Center for Hypnosis darüber gehört, wie Ex-Raucher davon abgehalten werden können, wieder zur Gewohnheit zu werden? Das "Ich versuch's mal"-Spiel. Er riet ihnen davon ab, eine Zigarette zu probieren, nur um herauszufinden, wie es sich anfühlt, obwohl sie nach dem Rat weder das Bedürfnis noch den Drang verspürten, zu rauchen. Solche Spiele sind einem einzigen Dummkopf vorbehalten, da sie sowohl schädlich als auch kindisch sind.

Ich kenne seine Behauptung, dass das einzige, was das Leben garantiert, die Veränderung ist. Wir verändern uns, während wir als Menschen wachsen, entweder aufgrund unserer Umwelt oder weil wir uns bewusst dafür entscheiden. Gleichzeitig verändern wir unsere natürliche Umwelt. Um einzutreten, müssen Sie sich zuerst unterziehen

Fortschritt und Entwicklung der Lebewesen. Der Wandel ist im Leben konstant, genau wie die Gezeiten. Transformation findet auf vielen Ebenen statt, von persönlich über regional bis national. Es ist ein universelles Naturgesetz, dass alles Leben Geburt, Tod und Wiedergeburt in unterschiedlichen Formen durchläuft. Es ist unvermeidlich, dass die Alten zugrunde gehen. Etwas Neues wurde geboren.

Es gibt eine Vielzahl von nationalen und internationalen Reisen. Was sind die familiären, bildungsbezogenen, rehabilitativen, religiösen, politischen, staatlichen, informationellen, Wohn-, Energie-, Transport- und jugendorientierten (STEM) und strukturellen geografischen Veränderungen, die dynamisch auftreten?

Beispiel: In den letzten Jahrzehnten wurde die öffentliche Aufmerksamkeit auf den Weltraumprogrammierer gerichtet. Ganz zu schweigen von den astronomischen Summen, die in Raketen in den Weltraum investiert wurden, die beeindruckende und bedeutende Ergebnisse erbracht haben. Die Erforschung unseres inneren Raums wurde in letzter Zeit durch die Ökonomie und einen Perspektivwechsel auf den Kopf gestellt. Die Menschheit hat eine aufregende Reise begonnen, um ihre eigene Essenz zu entdecken. Unsere Neugier wurde bestätigt; Die innere Realität ist jetzt sowohl das Thema unserer Aufmerksamkeit als auch die Grundlage, auf der unsere Zukunft ruht.

Das Jahr 2000 kam schnell und mit ihm große Hoffnungen. Der Geist, der so viele Geheimnisse barg, enthüllt plötzlich seine Schätze. Das Beste daran ist, zu wissen, wie kostengünstig Sie wachsen und Ihre Ideen erforschen können. Sie können Ihre eigene persönliche Entwicklung beginnen und mit Training für eine relativ geringe Investition von einem Tonbandgerät und Tonbändern umprogrammieren. Oft wird behauptet, dass die wertvollsten Dinge im Leben nichts kosten. Es ist deine Entscheidung; alles, was Sie tun müssen, ist, die Gelegenheit zu ergreifen, die Y bietet.

Lassen Sie uns zuerst einen Blick darauf werfen, wie sich Hypnose bereits auf Ihr Leben ausgewirkt hat, dann können Sie mit der Entwicklung Ihrer eigenen selbstprogrammierenden Hypnose fortfahren. Hypnose, insbesondere „versteckte“ Hypnose, hat enorme Auswirkungen auf Ihr tägliches Leben.

KAPITEL 3
DER VERSTECKTE HYPNOTISEUR UNTER EUCH

Und das sind viele Jas, denken Sie daran. Im Gegenteil, Sie nehmen unbewusst fast ständig an einigen der Wirkungen der Hypnose teil. Hypnose gibt es in einer Vielzahl von Formen, die selten mit diesem Namen bezeichnet werden. Ein Hypnotiseur wartet rechts auf Sie, während ein anderer links auf Sie wartet. Natürlich sind das nicht die normalen albernen Filmfiguren. Sind Menschen in Ihrem sozialen Umfeld, am Arbeitsplatz und in der Nachbarschaft und jemand, dem Sie jemals versucht haben, etwas im Fernsehen zu verkaufen?

Wenn Ihr kritischer Faktor davon überzeugt ist, sich zu entspannen, tritt Hypnose ein. Wenn Ihr kritisch denkender Gatekeeper nicht im Dienst ist, schleichen sich leicht ein oder zwei Vorschläge in Ihren Kopf. Außerdem ist es nicht notwendig, tief hypnotisiert zu sein, damit die Suggestion stattfindet. Sie und Ihre Freunde könnten sich am Strand sonnen, fernsehen oder schlafen. Was Sie im Inneren denken, reagiert und kommentiert immer die Außenwelt, egal wo Sie sind oder was Sie tun. Es stimmt zwar, dass das Pflanzen von Samen in Ihrem Geist positive Auswirkungen haben kann, aber es ist auch möglich, dass negative Einflüsse Wurzeln schlagen und gedeihen.

Das Fernsehen kann zum Beispiel als Babysitter, als Quelle der Unterhaltung, als Stressabbau, als Begleiter oder vielleicht als Mittel dienen, mit dem der Geist am Ende eines langen Tages vorübergehend betäubt wird. . Für andere ist das Alleinsein aufregend, weshalb sich manche Menschen in bestimmten Situationen nach Gesellschaft sehnen. Wenn andere folgen, gibt es keine Alternative, die dies verbessert. Er scheint überall zu sein, ohne dass ich genau wissen muss, was die Zukunft bringt. Aufgrund der Geschwindigkeit und Leichtigkeit, mit der Millionen von Menschen über das Fernsehen erreicht werden können, ist es das perfekte Angebot für Geschäftsinhaber. Nichts davon kann als willkürlich angesehen werden. Die Erstellung eines einzigen TV-Werbespots in einer normalen Werbeagentur kann Zehntausende von Dollar kosten und Dutzende von Menschen aus verschiedenen Bereichen wie Psychiater und Maler einbeziehen.

Zu recherchieren, was Sie als Verbraucher antreibt, kann ein kostspieliges Unterfangen sein. Einige Experten konzentrieren sich darauf, eingängige Phrasen und Melodien zu entwickeln, um ein Produkt zu bewerben, während andere auffällige Verpackungen erstellen (oft mit versteckten sexuellen Botschaften). Wieder andere recherchieren und pflegen Künstler, die die demografische Zielgruppe des Produkts in der Werbung präsentieren.

Meiner Erfahrung nach müssen Unternehmen besonders auf die Botschaft achten, die ihre Werbung aussendet. Eine versteckte Nachricht wird an Ihr Gehirn gesendet, als ein gut gekleideter, weißhaariger Geschäftsmann in einem blau-weiß gestreiften Anzug Sie auffordert, seine Finanzpublikation „Favorite“ zu abonnieren, die auf Ihrer Rasse basiert. . Eine andere Anzeige nimmt einen anderen Ton an, indem sie eine harte junge Frau (möglicherweise eine Beraterin) zeigt, die die Vorteile ihrer Produkte anpreist, während sie nichts als Strumpfhosen trägt.

Wie ein Stück, das in Boston und Philadelphia uraufgeführt wird, bevor es am Broadway gezeigt wird, wird der endgültige Werbespot so oft wie möglich in bestimmten Regionen gezeigt. Während der Hauptsendezeit wird die Anzeige abgespielt und Ihr Geist wird automatisch in Ihr Wohnzimmer transportiert und beginnt mit der Verarbeitung.

Wiederholte Anzeigenschaltungen sind üblich. Ich habe die Zeit endlos vergehen sehen; die gleiche Szene, mit den gleichen Schauspielern und dem gleichen hartnäckigen Fettfleck, den nicht einmal ein Typ auf mentalem „Novocain“ entfernen könnte. - Ihre Aufmerksamkeitsspanne hält für die Anzeige die ersten Male an, wenn sie erscheint. Vielleicht haben Sie genug von Werbeunterbrechungen und gehen lieber auf die Toilette oder lesen Zeitung. In Ihrer Vorstellung sind Sie einfach neutral.

Ihr äußerer Verstand wird von der Statik im Hintergrund dieser Anzeige überwältigt. Die innere

Antenne Ihres Geistes nimmt jedes Wort auf und Sie speichern diese Informationen unwillkürlich. Hypnose-Werbespots im Fernsehen verwenden visuelle und verbale Vorschläge, um Sie gegen eine Belohnung zur Zusammenarbeit zu bewegen. Selbst wenn Sie sich sagen, dass Sie die Werbung für diese neue Zahnspülung und ihre angeblichen magischen Kräfte zur Verbesserung Ihres Liebeslebens nicht beachten, wird Ihr Unterbewusstsein sie so lange sehen und hören, bis es ihnen schließlich glaubt. Wenn Ihr Unterbewusstsein einer Aussage zum ersten Mal zustimmt, behandelt es sie für den Rest Ihres Lebens als Tatsache.

Daher ist das Unterbewusstsein offen für das Empfangen und Speichern von Informationen, auch wenn Sie die Nachricht für völlig unsinnig oder wertlos halten. Die alten Römer verstanden, dass „immer etwas bleiben wird“, auch wenn die Botschaft falsch ist.

Der Verkäufer kann das Produkt basierend auf den angegebenen Vorteilen empfehlen. Sie können es jetzt rational ablehnen. Es ist möglich, dass Sie die ständige Wiederholung der Schauspieler ermüdet. Ja, wenn Sie in der Lebensmittelabteilung des Supermarkts sind, stoßen Sie möglicherweise auf den betreffenden Artikel, bevor es ein anderer Kunde tut. Im Schlaf erhielt er Ihre Nachricht und Ihre Antwort. Cayces Readings stellen die Frage: Wie haben Sie das Potenzial, Ihren Körper-Geist zu entwickeln? Meines Wissens ist es durch Essen, in dem, was ich zu bekehren weiß, durch Assimilation, durch Tun, dass ..." (262-78)

Es ist auch faszinierend zu hören, was die Experten dazu sagen, ob man „hart“ oder „weich“ verkaufen soll. Der Versuch, einen Verkauf zu machen, ist schwierig, wie ich gut weiß.

Das Leben hat eine Art, eine Sache bei seinem Markennamen zu nennen und ziemlich explizit und spezifisch zu sein, wenn es einen bestimmten Modus will. Direkte Suggestion, eine orientalische hypnotische Methode, ist bei einer Gruppe von Menschen wirksam. Manche Menschen sind empfänglicher für eine subtile Herangehensweise, die auf andere süß wirken mag. Wenn Sie versuchen, einen Verkauf abzuschließen, ist es wichtig, einen subtilen und humorvollen Ansatz zu wählen, der helfen kann, Barrieren abzubauen. Noch nie hat ein Teeunternehmen so direkt den direkten Kauf seines Produkts empfohlen.

Stattdessen werden Sie glückliche, lächelnde Menschen sehen, die die betreffenden Produkte genießen. Dies ist indirekt, aber oft effektiver. Viele Anzeigen verwenden beide Methoden.

Kunden stützen ihre Einkäufe in der Regel auf nichts anderes als die Informationen auf dem Produktetikett und den damit verbundenen Preis. Menschen werden darauf konditioniert, Produkte zu kaufen, für die sie keine Werbung gesehen haben, nur weil sie den Namen erkennen oder sich auf die Darstellung der Zielgruppe des Produkts durch die Werbung beziehen können. Wie

Hypnotiseure haben auch Werbeagenturen die Macht der Suggestion erlernt, die knapp jenseits der Wahrnehmungsschwelle gemacht wird. Mögliche telefonische Erreichbarkeit „Akquisition durch hypnotische Suggestion. Einige Zuschauer gehen davon aus, dass Werbung für minderheitenfreundliche Shows tatsächlich im Programm vergraben ist.

Das ständige elektronische hypnotische Bombardement von Fernsehsendungen und Werbung verändert die Denkweise der Menschen im Orient. Der Geist ist so solide wie eine Stange oder ein Baum oder das, was zu Objekten jeglicher Art geformt wurde, warnen Cayces Lesungen. (1581-1) kommt zuerst mit deinem inneren Selbst und deinen Werten in Kontakt. Konzentrieren Sie sich darauf, selbstbewusster und optimistischer zu werden. Offensichtlich wäre es vorzuziehen, die Häufigkeit zu verringern, mit der Sie fernsehen und andere Medien ansehen, in denen Werbung erscheint. Es ist eine gute Idee, das Einschlafen bei eingeschaltetem Fernseher zu vermeiden, da Sie dadurch anfällig für Werbung werden.

Das Studieren und Beobachten, was Sie bemerken und zu Ihrem Vorteil nutzen können, ist der beste Weg, um mehr über diese subtilen Formen der Hypnose zu erfahren, genau wie Werbetreibende. Dieses Buch über Selbsthypnose kann für mehr als den Zweck verwendet werden, für den es geschrieben wurde; Es kann für jede Aktivität verwendet werden, die die Art von konzentrierter Aufmerksamkeit und erhöhtem

Bewusstsein erfordert, die den Alpha-Geisteszustand charakterisieren.

Kampfkunst, Musik, Tanz, Yoga, Meditation und sogar Gebet bieten alle ähnliche Erfahrungen, wenn auch aus unterschiedlichen Gründen.

Man kann sagen, dass das Gebet eine Art Autosuggestion ist. Mit der richtigen Denkweise kann das Gebet als effektive Form der Programmierung eingesetzt werden. Millionen von Menschen fanden dieses Konzept überzeugend, und die schiere Anzahl, die es zieht, zeigt, dass es viele Dinge richtig macht.

Das Gebet ist ein Gespräch mit Gott, das Sie mit Ihrem geistlichen Erbe in Kontakt bringen kann. Danksagung und Versöhnung werden gelobt, häufiger werden Bittgebete gesprochen. Beten kann Ihnen helfen, das zu bekommen, was Sie wollen, sei es eine ruhige Einstellung, eine Beförderung bei der Arbeit, ein glänzendes neues Auto oder ein Happy End. Manche Arbeitnehmer sind idealistisch, andere eher pragmatisch, aber sie bringen alle Bedürfnisse zum Ausdruck, die ihnen wichtig sind. So viele verschiedene Arten von Menschen beten.

Trotz der Tatsache, dass die meisten Gebete nach oben gerichtet sind, endet diese Methode mit einer Melodie in unserem Geist, sowohl bewusst als auch unbewusst, ich weiß, House, mit dem Leben des Glaubens. Die meisten Menschen schneiden sich beim Beten von der Welt ab und versinken vollständig in den Worten, die sie sagen. In Ihren Gebeten drücken Sie einen Wunsch oder ein Bedürfnis aus und glauben, dass es nur durch beharrliches und inbrünstiges Flehen befriedigt werden kann.

Wie Selbsthypnose kann Gebet deine Träume wahr werden lassen und dir ein Selbstvertrauen geben, das du vorher nicht hattest. Trotz der Tatsache, dass Selbsthypnose dem Unterbewusstsein hilft, ist es wichtig, Ihr Bewusstsein zu trainieren, sich auf das Gebet zu konzentrieren.

In seinen Lesungen erklärt Cayce, dass „Gebet die Handlung des bewussten Seins ist, mehr im Einklang mit den spirituellen Energien zu sein, die sich in einer materiellen Welt materialisieren können", was im Wesentlichen das ist, was ich weiß, dass Gebet ist." (281-13) glaube das mit Gottes Hilfe, alles ist möglich, wenn du betest Wenn du etwas stark genug willst, musst du härter arbeiten, um es zu verwirklichen, denn Gott hilft denen, die sich helfen, das zu erreichen, woran du glaubst, wenn das Sehen glaubt.

Andere Arten von okkulter Hypnose umgeben Sie, wie Gebete (bewusst oder unbewusst) und Fernsehwerbung. Alle Menschen, die Sie kennen und lieben – die „versteckten Hypnotiseure" – haben

Einfluss auf Sie, besonders wenn sie alt sind. Nicht weil sie Lehrer-Mesmerismen sind, sondern weil ich weiß, dass eure Schilde in ihrer Gesellschaft schwächer werden, drängen ihre Worte in eure Gedanken. Wann immer Sie mit Ihren Freunden zusammen sind, sollten Sie sich entspannen und ihren guten oder schlechten Ratschlägen folgen. Da wir alle empfindlich auf solche Dinge reagieren, ist es ratsam, sich mit optimistischen Menschen zu umgeben. Du weißt, dass deine Freunde niemals etwas tun würden, um dich absichtlich zu verletzen, aber selbst ein guter Freund kann nutzlos sein, wenn er versucht, deine Träume vom „Missbrauch deines Selbstvertrauens für dein eigenes Glück" zu bremsen.

Als ich mit einer krankhaft fettleibigen Frau in einer Gewichtsabnahmeklinik arbeitete, wurde ich Zeuge eines tragischen Beispiels für diese Art von subtiler, aber schädlicher Sabotage. Blöderweise hatten seine Verwandten zuvor erklärt, dass sie so ein Y wie er wollten. Natürlich war es nicht nur das Essen, das ihm ein schlechtes Gewissen machte, sondern auch die Ermutigung von anderen, weiter zu essen („Komm schon, Mama, nimm noch eins, du weißt, dass du gerne isst!") und Erinnerungen, dass er „Ihr Alter" trug dazu bei, dass die Frau übergewichtig war. Ich verbrachte eine Stunde pro Woche mit dieser Frau im Epizentrum der Hypnose, aber den Rest der Zeit war sie bei ihrer Familie.

Sie werden vielleicht nicht erkennen, wie konditioniert Sie durch die Kommentare und Handlungen Ihrer Mitmenschen waren, bis, sagen wir, der Filialleiter fragt, ob Sie krank waren. Aber wie reagierst du, wenn jemand dein Aussehen beglückwünscht? Sogar subtile Ausdrücke, wie eine hochgezogene Augenbraue oder eine erhobene Hand, können ihr einen Einblick in dein Unterbewusstsein geben.

Die Leute reden immer mündlich miteinander. Hier gibt es eine Abfolge von Aktionen, die als „Körpersprache" bezeichnet werden und unbewusst Signale senden und empfangen. Sich der subtilen Hinweise wie der Position oder Geste der anderen Person bewusst zu sein, kann Ihnen helfen, ihre wahren Absichten zu entschlüsseln, die erheblich von dem abweichen können, was sie tatsächlich sagt.

Das Blut des Fahrers kochte, als ich ihm am Nacken kratzte und herausfand, wie lange er schon im Stau gestanden hatte. Es besteht die Möglichkeit, dass das Auflegen einer Hand auf seinen Hals ein unbewusstes Klopfen ist, das den Drang signalisiert, andere Fahrer anzugreifen, obwohl sein rationaler Verstand eine solche Aktion niemals zulassen würde. Vertrauen kann durch die Verwendung von Handgesten während einer Präsentation vermittelt werden. Vielleicht sprechen Sie die Landessprache fließend und verwenden Handgesten, um sie davon zu überzeugen, dass Sie alles unter Kontrolle haben.

Verliebte und Pokerspieler sind aufgrund ihrer hohen Intuition besonders empfänglich für unterschwellige Botschaften. Als erfahrene Corps-Linguisten sind die

Schauspieler, Polizisten und Verkäufer in der Lage, eine Vielzahl von Botschaften zu übermitteln. Es gibt keine Adverbien, die uns dazu bringen, ihre Prämisse unbewusst zu akzeptieren. Was ich darüber weiß, ist oft zweitrangig gegenüber der Übermittlung der Nachricht. Am Ende eines Vortrags fühlst du dich vielleicht mit dem Sprecher verbunden, auch wenn du dich an nichts erinnern kannst, was er gesagt hat.

Irgendwann haben Sie vielleicht das Gefühl, dass Sie sich vielen Widrigkeiten stellen müssen. Jemand scheint immer um die Ecke zu lauern, bereit, sich auf deine zerbrechliche Psyche zu stürzen, egal was du tust, wohin du gehst oder wen du triffst. Das bedeutet jedoch nicht, dass Sie die Sicherheit Ihres eigenen Zuhauses verlassen müssen. Eine Falle ist nur schädlich, wenn Sie hineinfallen. Sie sind sich dessen bewusst, da bin ich mir sicher. Die beste Verteidigung gegen Konditionierung, der Sie begegnen werden, ist ein sachkundiger, selbstbewusster Geist. Wenn man nach Cayce's Readings nicht absolut davon überzeugt ist, dass Wissen dazu in der Lage ist, dann muss man sich auf das Wissen verlassen, das in der eigenen persönlichen Erfahrung verfügbar ist. (1908-1)

Nehmen Sie, was Sie lernen, und verwenden Sie es, um Ihre Denkweise positiv zu verändern. Beobachten Sie aufmerksam die Form der Programmierung, die von Ihrem Verstand empfangen wird. Samen müssen gepflegt und Unkraut geschnitten werden. Die Signale, die Ihr Verstand von Ihrer Umgebung und anderen Menschen empfängt, können durch bewusste

Selbstprogrammierung gefiltert und umgeleitet werden, um Ihren eigenen Zwecken zu dienen. Das Ersetzen von Wörtern ist eine Kunstform, und einige Leute unternehmen große Anstrengungen, um sie zu perfektionieren. Welches „Problem" könnte als sein positives Gegenstück „Herausforderung", „zu überwindende Situation" oder „Gelegenheit" umformuliert werden, um Ihnen zu helfen, Ihre veralteten Überzeugungen loszulassen und weiterzumachen. Wände sollten, wie Edgar Cayce häufig vorgeschlagen hat, verwendet werden, um Schwierigkeiten zu modifizieren.

Die beste Methode, um Angst zu überwinden, ist eine Dosis positives Denken. Geheime Bösartigkeit. Der Verstand ist ein sehr formbares Werkzeug, und es ist leicht, es zu trainieren, um es zu erreichen

Wohltuend für sein Leben. Diese Praxis ist weit verbreitet und wird manchmal übersehen, kommt aber im wirklichen Leben häufig vor (fragen Sie einfach jeden Athleten, der jemals ein Spiel vorgeschlagen hat). Der legendäre Jockey Bobby Orr kam früher zu den Matches, um sich mental darauf vorzubereiten. Sie können Ihre Programmierung schon in jungen Jahren steuern und lenken, indem Sie sich Selbsthypnose-Kassetten anhören, so wie Ihre Vorstellungskraft und optimistischen Gedanken Ihre Zukunft physisch aufbauen.

KAPITEL 4
DER VERSTAND IST DER ERBAUER

Unbemerkt von Ihnen ist okkulte Hypnose ein Werkzeug, das gegen Sie verwendet werden kann. Schließlich lernen Sie, wie Sie Selbsthypnose sinnvoll einsetzen. Sie sollten ihn einstellen und Selbsthypnosebänder verwenden, um Ihnen zu helfen. Sie werden Ihre Zukunft aus mentalen Anstrengungen aufbauen. Der Rat von Edgar Cayce ist, seinen Geist zu sorgfältig zu verfolgen „...erzeugt Optimismus durch die angegebenen suggestiven Kräfte. Es ist bereits wahr, dass der Geist, die Funktion Object() {[native code]}, beides bewirken kann Verbrechen oder Wunder in der Erfahrung des Seins anderer Y, gemäß der Anwendung derselben in dieser Erfahrung (1908-1) Der Missbrauch des Geistes ist möglich.

Zum Beispiel: „Diejenigen, die sie beschäftigen ... diejenigen, die konstruktiv im Konzept werden, die im Geiste für immer konstruktiv sind in ihrem Glauben, in ihrem Purpur, in ihren Gedanken, in ihren Meditationen und auf die gleiche Weise handeln, zu erbauen, was macht, was macht ..." (262-78)

Wenn Sie sich auf Selbsthypnose einlassen, replizieren Sie im Wesentlichen die ostasiatische Methode, sich selbst aufzubauen. Der Hypnotiseur und der Klient sind eins, also ist kein Vermittler notwendig. Da Sie derjenige sind, der alle Empfehlungen gibt und den gesamten Prozess während der Selbsthypnose leitet, werden Sie sich immer verantwortlich fühlen. Setzen

Sie die Kräfte Ihres Geistes aktiv zu Ihrem eigenen Vorteil ein. Verbessern Sie Ihr Gedächtnis und Ihre Merkfähigkeit mit Selbsthypnose. Der Schlüssel ist, Zeit und Mühe in die Bepflanzung und Pflege Ihres Gartens zu investieren und dann die Früchte Ihrer Arbeit zu ernten.

Die Selbsthypnose beginnt mit der Frage "Was weiß und fühle ich?" Eine Selbsthypnosesitzung kann einer Yoga- oder Meditationssitzung sehr ähnlich sein. Wenn man Meditation mit Selbsthypnose vergleicht, ist es wichtig zu bedenken, dass sie zwar einige gemeinsame mentale Prozesse und Empfindungen teilen, aber unterschiedlichen Zwecken dienen. Laut den Lesungen beinhaltet Meditation einen Zustand ruhiger Empfänglichkeit für das eigene innere Selbst, der als "die Harmonisierung des Mentalkörpers und des physischen Körpers mit seiner spirituellen Quelle" beschrieben wird. (281-41) Wenn Sie positive Veränderungen in Ihrem Leben vornehmen möchten, kann Selbsthypnose ein Sprungbrett für Sie sein, um Ihre Aufmerksamkeit und Energie in die richtige Richtung zu lenken.

Andere haben beschrieben, wie sie diesen Zustand erlebten, während sie in ein Buch, einen Tagtraum oder einen Fernsehprogrammierer vertieft waren. Es ist nicht ungewöhnlich, dass Musiker, Tänzer, Künstler und andere kreative Menschen diese Trennung von der Welt um sie herum spüren, während sie tief in ihre Arbeit eingetaucht sind. Eine positive Mentalität zu haben ist daher der erste Schritt. Versuchen Sie nicht, irgendetwas zu kontrollieren; Gib dich stattdessen dem gegenwärtigen Moment hin. Entspannen Sie sich und sorgen Sie sich nicht darum, sich anzustrengen.

Manche Menschen finden es hilfreich, entspannende Musik oder Naturgeräusche (auf Kassette oder CD) zu hören, wenn sie zum ersten Mal Selbsthypnose versuchen. Beliebte Optionen sind Meereswellen, Regen und Landschaftsvögel. Manche Leute hören gerne auf das Ticken einer Uhr, während andere den stetigen Puls eines Metronoms bevorzugen, das Pianisten hilft, Beats hinzuzufügen, und das durch jahrelange Übung kalibriert ist.

Machen Sie es sich auf Ihrem Lieblingsplatz bequem, egal ob Sessel, Sofa oder Relaxsessel. Der Stoffwechsel Ihres Körpers kann sich noch mehr verlangsamen, daher kann eine leichte Decke die perfekte Lösung sein, um Sie warm zu halten. Nehmen Sie sich ein paar Minuten Zeit, um sich zu entspannen und tief und langsam zu atmen. Stellen Sie sich vor, Sie befreien sich mit jedem Ausatmen vom Stress des Tages. Wenn ja, dann lassen Sie sich einen tiefen Atemzug stiller Luft geben. Es ist wichtig zu lernen, wie man seine Gedanken anhält, damit sich der Körper entspannen und heilen kann.

Obwohl es langsam erscheinen mag, ist es tatsächlich eine sehr bedeutungsvolle und denkwürdige Zeit in Ihrem Leben. Indem Sie Ihre körperliche Aktivität verlangsamen, stellen Sie möglicherweise fest, dass sich auch Ihr Bewusstsein ausdehnt. Ich vermute, Sie werden aufgrund Ihrer geschärften Sinne eine erhöhte Klarheit bemerken. Störende Geräusche können an Orten lauern, die Sie normalerweise nicht hören.

Spielen Sie leise Musik im Hintergrund ab, um Verkehrsgeräusche oder Gespräche von Personen in einem anderen Raum zu übertönen. Wählen Sie für die Selbsthypnose eine ruhige Tageszeit, z. B. kurz vor dem Schlafengehen.

Laufen lernen ist der erste Schritt, um das Laufen zu meistern. Um laufen zu können, muss man zuerst krabbeln lernen. Sie sahen dies, um den Jungen und Unsicheren zu helfen. Akzeptieren Sie also die Tatsache, dass Sie die Dinge zunächst ruhig angehen müssen. Schnelle Ergebnisse ab dem ersten Besuch. Selbsthypnose ist eine Form der körperlichen Betätigung. Es ist, als würde man einen Muskel trainieren; Je mehr Sie daran arbeiten, desto stärker wird es und desto mehr können Sie im Laufe der Zeit tun.

Die Selbsthypnose-Techniken, die ich kenne, beginnen damit, Ihnen zu helfen, körperlich und geistig zu entschleunigen. Sobald Sie sich beruhigt haben, können Sie beginnen, sich in einen tiefenentspannten und empfänglichen Zustand zu begeben.

Nutzen Sie die Ruhe, um sich auf Ihr körperliches Selbst zu konzentrieren. Spüren Sie, wie sich die Finger biegen?

Hast du einen festen Griff? Sie sind also nicht geöffnet? Ja, bitte strecken Sie einfach Ihre Hände und lassen Sie Ihre Finger los. Hast du Kreuzzüge in deinen Beinen? Sobald Sie die Kreuze von ihnen entfernen, erleichtert dies eine erhöhte Durchblutung. Fühlen Sie sich durch das, was Sie tragen, in irgendeiner Weise eingeschränkt? Entspannen Sie sie, damit sie leichter zu tragen sind. Der zusätzliche Vorteil, dass Sie Ihre Kinder für eine Minute zum Schweigen bringen können.

Jetzt ist es an der Zeit, die Augen zu schließen und sich zu entspannen. Eine effektive Strategie besteht darin, langsam von zehn bis eins zu zählen, wobei jede Ziffer langsam blinkt. Ob du lieber im Kopf zählst oder laut zählst, bleibt dir überlassen. Sie sollten wahrscheinlich Ihre Augen schließen und sie geschlossen halten, wenn Sie einen erreichen.

Lassen Sie die Schwere und Ruhe, die Sie in Ihren Augen spüren, wie eine Welle über den Rest Ihres Gesichts fließen. Dann weiten Sie dieses Gefühl der Ruhe auf den Rest Ihres Körpers aus. Stellen Sie sich vor, es beginnt in Ihrem Gehirn, bewegt sich dann zu Ihrem Nacken und Ihren Schultern, dann zu Ihren Armen und schließlich zum Rest Ihres Körpers. Sobald ein Bereich vollständig entspannt ist, wird der nächste Bereich bearbeitet, während der anfängliche Entspannungszustand beibehalten wird; Dies wird als Methode der „progressiven Entspannung" bezeichnet.

Erstellen Sie jetzt atemberaubende mentale Bilder. Stellen Sie sich vor, Sie befinden sich an Ihrem Lieblingsort oder in einer anderen Situation, in der Sie sich entspannen und erholen können. Stellen Sie sich vor, Sie wären am Strand, barfuß im warmen Sand, während Sie dem beruhigenden Rauschen des Ozeans lauschen. Sie lieben Tee und Berge; versuche dich dort vorzustellen. Entspannen Sie sich und genießen Sie die Brise, die durch Ihr Haar weht. Bewundern Sie die vorbeiziehenden weißen Wolken. Entfliehen Sie Ihren Problemen einmal am Tag.

Gefühle von Schwere, Leichtigkeit, Hitze oder Kälte können sich in East Point festsetzen. Gefühle sind von Person zu Person unterschiedlich, und manche Menschen erleben niemals seltsame Gefühle. Einige Leute spüren ein leichtes Flattern. In einigen Fällen kann dieses abrupte Erwachen aus dem Schlaf durch schnelle Augenbewegungen (REM) verursacht werden. Selbst die kleinste Veränderung kann von anderen wahrgenommen werden. Ähnlich wie bei MOR ist dies eine natürliche Y-Erfahrung. Der Lauf der Zeit mag ihnen verzerrt erscheinen, aber es kann jedem passieren. Es scheint, dass sich die Zeit unter Hypnose beschleunigt oder verlangsamt. 30 Minuten sind vielleicht nur 5 Minuten wert. Einige Menschen erleben auch regelmäßig Juckreiz, den sie ignorieren oder kratzen können.

Sie können die Augen schließen und von zehn bis eins herunterzählen, aber dieses Mal werden Sie hören, dass

Sie mit jeder vorbeiziehenden Zahl mehr mit sich selbst im Einklang und gelassener werden. Ihr idealer Gebrauch von Pausen sowie Ihr Rhythmus und Ihre Kadenz werden mit der Zeit und Mühe deutlich.

Stellen Sie sicher, dass Ihr Unterbewusstsein Ihre Vorschläge aufnimmt und umsetzt.

Welche Empfehlungen für Sie am besten funktionieren, erfahren Sie anhand Ihrer eigenen Erfahrung und der angebotenen Daten im nächsten Kapitel. Im Laufe der Zeit erhalten Sie beruhigende mentale Einsichten, die Ihre Werte und Ziele bekräftigen. Sie können Ihre Strategie optimieren, um mit Zeit und Mühe Autosuggestionen auf Ihrem Y-Niveau bereitzustellen. Ermutigen Sie sie, positiv zu denken und gleichzeitig konzentriert zu bleiben. Anschließend können Sie sich mit phantasievollen Visualisierungsübungen vorstellen, Ihre Ziele und Ideale bereits erreicht zu haben. Was Sie in den Hinterhof Ihres Geistes pflanzen, ist das, was Sie ernten. Alte Herausforderungen als Möglichkeiten neu zu arrangieren, ist das, was es ist.

Es wird empfohlen, die Sitzung mit der Suggestion zu beenden, langsam die Augen zu öffnen und Sie werden wach. Alternativ kannst du auch einfach von eins bis zehn zählen. Stellen Sie sich vor, Sie wären hellwach, mit einem klaren, frischen und freudigen Geist.

Es kann sich lohnen, sich den Wert eines Tonbandgeräts zu geben, wenn Sie Schwierigkeiten haben, sich an diese Aktionen zu erinnern und sie gleichzeitig auszuführen.

Nachdem Sie sich Ihre Selbsthilfesitzungen auf Band angehört haben, werden Sie feststellen, dass Sie sich die Schritte leichter merken können.

Selbsthypnose-Sitzungen dauern oft zwischen 25 und 30 Minuten, obwohl es letztendlich Ihnen überlassen bleibt, wie lange Sie sich Ihrer Praxis widmen. Wie viele Sitzungen sind Ihnen wichtiger als die Zeit, die Sie jeder einzelnen widmen? Der Trick besteht darin, durchzuhalten und zu wiederholen. Der Erfolg dessen, was Sie tun, wird dadurch gesteigert, wie leicht Sie die Ergebnisse sehen können.

Leute, die ich kenne, fragen mich oft, wann die beste Tageszeit für Selbsthypnose ist. Diese Frage lässt sich nicht einfach mit Ja oder Nein beantworten. Sind Sie sich der Zeit biologisch bewusst? Zu verschiedenen Tages- und Nachtzeiten erleben Menschen hohe und niedrige Gipfel und Täler der Energie. Es gibt auch Menschen, die nachts arbeiten, sowie solche, die tagsüber arbeiten. Erkennen Sie die Bedeutung Ihres eigenen Tagesrhythmus. Selbsthypnose funktioniert am besten, wenn sie in Zeiten großer Vitalität praktiziert wird, wenn Geist und Körper bei voller Kraft sind. Selbsthypnose ist eine großartige Möglichkeit, Ihre zerstreuten Gedanken zu beruhigen und zu kontrollieren, auch wenn Sie wenig Energie haben.

Entspannen Sie sich und genießen Sie Ihre routinemäßigen Selbsthypnosesitzungen. Es ist eine Möglichkeit, Ihre Entschlossenheit zu stärken. Cayce sagt: „Schon wenn der Wille, dieses Geschenk zu machen, nicht aus Zweifeln oder Ängsten zögert, wird er in der Erfahrung aller gedeihen können, dann wird er sich aufbauen, dann wird er den anziehen, der baut und baut und wer ist die konstruktive Kraft in der Erfahrung aller." (416-2)

Obwohl ständig neue Methoden entdeckt werden, um auf das eigene Bewusstsein zuzugreifen, werden die hier beschriebenen Selbsthypnose-Techniken als traditionell eingestuft. Die meisten Hypnotiseure verwenden diese Technik, die eine einfache Y-förmige Formel beinhaltet, mit der die Hypnose relativ einfach wiederholt werden kann.

In den letzten Jahren hat sich auch die sogenannte „naturalistische" Hypnose entwickelt. Aufgrund seines starken Individualisierungspotenzials in der Behandlung setzt sich dieser neue Ansatz im Bereich der Medizin und psychischen Gesundheit durch.

Sie können das, was Sie über diese beiden Methoden lernen, gut nutzen, wenn Sie Ihre eigenen Zyklen erstellen und programmieren. Der konventionelle Ansatz basiert auf bewährten Praktiken und Richtlinien. Sie haben sich bewährt, Sie müssen sich also keine Sorgen machen. Die naturalistische Methode, die oft als "klinische Hypnose" bekannt ist, beinhaltet die Verwendung von klientenzentrierten, nicht-invasiven und unspezifischen Techniken und Vorschlägen.

Bei dem neuen naturalistischen Ansatz wird die Hypnosesitzung auf das Individuum zugeschnitten, was zu einer genaueren „Beziehung" des Hypnotiseurs zum Subjekt führt. Da es hilft, den Patienten klarer zu sehen, die Form des Patienten zu hören und den genauen Y-Akt präziser einzustellen, gewinnt der östliche Weg unter Ärzten, Psychologen und Psychiatern an Popularität.

In der naturalistischen Hypnose müssen Therapeut und Patient die Weltanschauungen des anderen verstehen und akzeptieren. Wenn sich der Therapeut die Zeit nimmt, zuzuhören und zu beobachten, stelle ich fest, dass mein eigenes Einfühlungsvermögen steigt. Bei der Behandlung kann der Hypnotiseur beispielsweise die Bilder, Geräusche und Bewegungen eines Gartens hervorrufen, wenn der Patient Interesse an der Gartenarbeit bekundet hat. Der Hypnotiseur kann die Vorliebe der Versuchsperson für den Strand, das Rauschen der Wellen und das Gefühl von heißem Sand ausnutzen, um die Versuchsperson in Trance zu versetzen, wenn sie in das Meer verliebt ist. Inwieweit wurden Vorschläge eher mündlich als visuell gemacht? Anekdoten, Parabeln und Geschichten sind gängige therapeutische Werkzeuge in der naturalistischen Hypnose.

Dr. Milton H. Erickson gilt weithin als Pionier der indirekten und naturalistischen Hypnose. Die Autorin Dr. Sydney Rosen erklärt in dem Buch Me the Voice Goes With You - Didactic Stories von Milton H. Erickson:

"Das Zählen der Erickson-Geschichten folgte natürlich einer alten Tradition." Kulturelle Werte, Ethik und Moral wurden seit Anbeginn der Zeit durch Geschichten verbreitet. Wenn die bittere Tablette mit Zucker überzogen ist, ist sie viel einfacher einzunehmen. Niemand achtet auf langweilige Predigten, aber alle achten auf faszinierende Geschichten, die auf unterhaltsame und interessante Weise wertvolle Lektionen vermitteln. (WW Norton & Company, S. 26; 1982).

Trance ist laut Erickson der Zustand, in dem Lernen und Empfänglichkeit für Veränderungen leichter vonstatten gehen", fügt Dr. Rosen im selben Buch hinzu. durch den Therapeuten, und sie müssen nichts gegen ihre Wahl tun. Um ehrlich zu sein, Trance ist etwas, das jeder erleben kann. Obwohl wir am besten von unseren Erfahrungen und unseren Lieben lernen, wenn sie vollständig wach sind, können wir auch in eine Art Trance verfallen. Zustand durch Praktiken wie Meditation, Gebet und sogar Joggen, die er als „Meditation in Bewegung" bezeichnete (S. 26 und 27).

Indem sie so viele Aspekte des wirklichen Lebens des Patienten wie möglich einbeziehen, helfen naturalistische Therapeuten ihren Klienten, destruktive Gewohnheiten zu durchbrechen und sich in eine positivere Richtung zu bewegen. Der Hypnotiseur nimmt die Worte, das Sprachmuster und die Körpersprache des Patienten sowie die Routinen, Hobbys und Interessen des Kindes zur Kenntnis.

Um nicht hilfreiche Gewohnheiten zu ändern, führen Therapeuten gezielte Gespräche mit ihren Patienten. Es ist wichtig, auf Y zu achten, diese Informationen zu nutzen, um Y zu verstehen, und dann zu beobachten, welche Oper am besten zu der Person passt. Machen Sie sich keine Gedanken über die Geschichte der Sprache, sondern achten Sie auf die Verben, die Sie verwenden. Als nächstes engagiert der Hypnotiseur den Klienten auf einer Ebene, auf der er sich bereits wohlfühlt zu kommunizieren. Naturalistische Hypnosetechniken werden von erfolgreichen Verkäufern, Politikern und Predigern automatisch angewendet.

Menschen neigen dazu, sich dem Leben über ihren Seh-, Hör- oder Bewegungssinn zu nähern. Jeder hat seine eigene Art, mit dem Leben umzugehen. Einige von uns achten mehr auf visuelle Hinweise, während andere darauf programmiert sind, effektiver über auditive oder kinästhetische Kanäle zu reagieren. Ein System ist weit verbreitet, ein anderes wird seltener und das dritte kaum genutzt.

Der Hypnotiseur beginnt die Sitzung, indem er Vorschläge macht, die auf den natürlichen Vorlieben der Person basieren, die er durch Beobachtung gelernt hat. Zur Veranschaulichung kann der Hypnotiseur sagen: "Schauen Sie sich im Meer an, beobachten Sie, wie sich die Wellen bilden und die Farben am Strand leuchten", wenn die Person sehr visuell ist und Strandurlaube genießt.

Nach einer Reihe von visuellen Hinweisen wechselt der Therapeut zum sekundären bevorzugten System. Um beim östlichen Beispiel zu bleiben, nehmen wir an, dass das sekundäre System des Individuums kinetisch ist. Nun setzt der Hypnotiseur körperliche Suggestionen ein. Stellen Sie sich vor, Sie seien ein Freiläufer am Strand, der tief durchatmet und dabei perfekt balanciert.

Der Therapeut wendet dann eine weniger verbreitete Methode an, die dazu führt, dass der Patient selbst mehr verinnerlicht und in einen tieferen Zustand der Hypnose eintritt, während er dies mit weniger Anstrengung selbst tut. Wenn jemand hypnotisiert wird, hält der Hypnotherapeut ihn normalerweise länger auf seinem Niveau, indem er ihn auf das Medium konzentriert, das er am wenigsten benutzt. Dies geschieht natürlich aufgrund des Übersetzungsbedarfs, wenn das Unbewusste in unbekanntes Territorium vordringt und die Dienste des länger anhaltenden Bewusstseins in Anspruch nehmen muss.

Der Hypnotherapeut im Beispiel beginnt mit dem bevorzugten System der Versuchsperson (visuell), wechselt dann zum zweiten bevorzugten System (kinetisch) und schließlich zum am wenigsten bevorzugten System der Versuchsperson (auditiv). Eine auditive Suggestion könnte etwa so lauten: „Hörst du die Wellen, die dir sagen, dass du die Klappe halten und ihnen zuhören sollst?" » Audio kann für den Großteil des Meetings verwendet werden.

Der Hypnotiseur kann manchmal von einem System zum anderen wechseln, aber die allgemeine Regel ist, mit dem bevorzugten System des Patienten zu beginnen, zu seiner zweiten Wahl überzugehen und dann den größten Teil seiner Zeit damit zu verbringen, im bevorzugtesten Modus zu arbeiten. Thema am wenigsten beliebt.

Der Hypnotiseur achtet auf die Sprachmuster und die Körpersprache der Person, um festzustellen, welches System sie bevorzugt. Der Therapeut lernt, eine blinde Person zu verstehen, indem er auf ihren Gebrauch von Verben hört. Hier sind einige Fälle, in denen eine sehbehinderte Person sprechen gehört wurde: Ich verstehe, was Sie mir zeigen. Er scheint in Topform zu sein. Einfach mal ein Bild davon "malen". Wenn Sie ein visueller Lerner sind, können Sie Ihre Hände auch wie ein Maler mit einem Pinsel bewegen. Etwa 70 % der Menschen lernen lieber vom Sehen.

Für einen auditiven Lerner können Verben jedoch variieren. Was du sagst ergibt für mich Sinn. Es ist eine gute Idee. Erweiterung der „Tell me“-Formel. Menschen, die sehr auf Geräusche achten, halten ihre Hände immer auf oder in der Nähe ihres Gesichts. Die meisten Menschen, die ununterbrochen sprechen, sind auditive Lerner; Um ihre Aufmerksamkeit zu erregen, müssen Sie ein Geräusch erzeugen, das laut genug ist, um ihre Hörbarriere zu durchdringen.

Der Hypnotherapeut erfasst die Bedeutung der Verben des Aktivs, wie sie sich in verschiedenen Formen darstellen: „Ich bin in Kontakt“ mit ihm. Wir werden „arbeiten“, um alles zusammenzubringen. Der dynamische Mensch ist immer in Bewegung. Aufgrund der Tiefe seiner Emotionen und der Art und Weise, wie sich seine Hände beim Sprechen immer nach innen bewegen, im Gegensatz zu den nach außen gerichteten Gesten einer visuellen Person.

Für die naturalistische Hypnose gibt es keine strengen Regeln, da die Praxis noch relativ jung ist. Einige dieser Methoden und Strategien können in Zukunft bei der Erstellung und Zusammenstellung Ihrer individuellen Sitzungen implementiert werden. Wenn Sie genug Aufmerksamkeit schenken, können Sie den Unterschied zwischen den erkennen

Die Systeme und wie Sie sie in Ihre eigenen Zyklen implementieren, um die geistige Entwicklung zu fördern.

Der zweite Schritt, bevor Sie mit der Besetzung Ihres Programms beginnen, besteht darin, sich über Y zu informieren und zu entscheiden, welche Empfehlungen für Sie richtig sind. Der erste Schritt ist, in einen hypnotischen Zustand einzutreten, obwohl Hypnose allein Sie nicht sehr weit bringen wird. Hypnose ist am nützlichsten, wenn sie mit anderen Techniken kombiniert wird, wie z. B. einem Zyklus positiver Suggestionen und konstruktiver Darstellungen, die darauf abzielen, Ihr Ziel zu erreichen.

Dann lernen Sie, wie Sie die Sprache erstellen und verwenden, um die spezifischen Empfehlungen zu vermitteln, die Sie machen müssen, um die gewünschten Veränderungen in Ihrem Leben herbeizuführen.

KAPITEL 5
POSITIVER VORSCHLAG

Hypnotische Suggestion ist eine Form der verbalen Anweisung an das Unterbewusstsein, um etwas für die Zielperson attraktiver zu machen. Wenn Sie möchten, dass Ihr Unterbewusstsein effektiv für Sie arbeitet, sind gut durchdachte Ideen eine dynamische Technik dafür. Für ein besseres Leben können sie konsequent verwendet werden, um schlechte Routinen zu durchbrechen und gute zu vermitteln.

Hypnose verbindet, wie andere Formen der wirksamen Suggestion, Kunst und Wissenschaft. Was der Hypnotiseur (oder in seinem Fall das Subjekt) ihm während des Ja sagt – das ist die Wissenschaft der Suggestion. Die Kunst der Suggestion bezieht sich auf die Struktur, die die Suggestionen selbst annehmen. - Wie man Metrum, Pausen, Tonart und Kadenz effektiv einsetzt. Kunst hingegen muss durch Übung erworben werden und kann nicht aus einem Buch gelehrt werden.

„Sleepy" Cayce wurde einmal gefragt: „Was ist wertvoller, Denken oder Reden, und warum?" Tatsächlich war dies die richtige Antwort:

Wenn Sie Ihr Unterbewusstsein trainieren wollen, müssen Sie zuerst darüber nachdenken, was ich weiß, ist eine Handlung. Dann lautet die Antwort auf die Frage „Ja, das Gleiche". Das Unbewusste ist dasselbe wie der Gedanke oder das Unbewusste. Dies deutet darauf hin, dass eine eher physiologische Klassifizierung als Gewohnheit angemessen sein könnte. Wenn sich die Idee wirklich schneller bewegen würde als das gesprochene Wort, dann wäre so etwas in der Tat der Fall. Das gesprochene Wort kann mächtiger sein – und Sie können sehen, wodurch – wenn es notwendig ist, vor der Visualisierung durch die Sinne des physischen Körpers auf das Unbewusste des Individuums zuzugreifen. Daher wird es erwähnt ... ein wachsender Körper; In oraler Form kann das am Steuer schlafende Unterbewusstsein mehr denn je leisten! 262-10

Die Suggestion kann ziemlich kraftvoll sein, aber nur, wenn sie geschickt verabreicht wird. Wenn Sie möchten, dass die Leute Ihre positiven Vorschläge ernst nehmen, müssen Sie erklären, warum sie davon profitieren. Sie können einen Vorschlag jederzeit aus freiem Willen ablehnen, auch wenn er in tiefer Hypnose gemacht wird. Es liegt jederzeit ganz bei Ihnen, diese zu berücksichtigen oder nicht.

Einige Leute glauben fälschlicherweise, dass hypnotische Suggestion eine Person dazu bringen könnte, auf eine Weise zu handeln, die man normalerweise nicht erwarten würde. Bühnendemonstrationen der Hypnose tragen zu diesem Missverständnis bei, weil das Publikum oft annimmt, dass der Hypnotiseur willige Teilnehmer zu bizarren Verhaltensweisen gezwungen oder ausgetrickst hat. Die Kraft der Hypnose ist nicht stark genug, um die Compliance zu erzwingen. Hypnose-Show-Freiwillige sind die Art von Menschen, die gerne zufrieden stellen möchten.

Die Verwendung von Hypnose zur Unterhaltung ist nicht unbedingt unangemessen oder unethisch, aber sie trägt dazu bei, schädliche Mythen und Missverständnisse über diese Praxis zu verbreiten. Während einer Aufführung kann ein Hypnotiseur oft nach Freiwilligen fragen, obwohl er sich bewusst ist, dass einige Mitglieder des Publikums nicht in der Lage sein werden, unter ihrem Einfluss zu bleiben. Personen, die „gerne angeben“, werden das Rampenlicht suchen. Menschen, die kontaktfreudig und ohne Gefolgsleute sind diejenigen, die sich freiwillig für Bühnenhypnose melden, neigen dazu, auf Suggestionen zu reagieren.

Der Dolmetscher versteht es, die Suggestionsfähigkeit der Probanden sofort zu messen. The Funniest greift auf Instinkt, Erfahrung und Wahrscheinlichkeitstheorie zurück, um tolle Helfer für jedes Event zu entdecken.

Die beeindruckendsten Freiwilligen bleiben länger dort, bevor sie zu ihren Plätzen zurückkehren. Verwirrung kann entstehen, wenn der Hypnotiseur einige der Freiwilligen ablehnt und den Eindruck erweckt, dass nur bestimmte Personen für Hypnose empfänglich sind. Im Gegenteil, Hypnose wirkt bei jedem anders und auf unterschiedliche Weise. Bühnenhypnotiseure müssen schnell arbeiten, also wählen Sie nur die talentiertesten Kandidaten aus. Jeder hat jedoch irgendwann in seinem Leben Hypnose erlebt, auch wenn er es nicht bemerkt. Zur Veranschaulichung, manche Menschen erkennen Alpha-Hypnose, andere nicht. Obwohl jeder jede Nacht Träume hat, können sich manche Menschen an ihre erinnern und andere nicht.

Nachdem die Teilnehmer ihre Präsentation beendet haben, weist der Hypnotiseur sanft darauf hin, dass sie sich nicht daran erinnern werden, was sie getan haben. Die Verwirrung mancher Menschen nimmt nur noch zu, wenn ihre Freunde sie bei der Rückkehr an ihren Platz fragen: "Erinnerst du dich an diese verrückten Dinge, die du getan hast?" und der Freiwillige antwortet: "Nein, ich erinnere mich wirklich nicht, was passiert ist." Dies führt die Freunde zu der Annahme, dass der Freiwillige aufgrund der hypnotischen Erfahrung dauerhaft vergesslich oder amnesisch geworden ist. Die negative Antwort ist, dass es tatsächlich der Fall ist. Den Freiwilligen wurde gesagt und sie akzeptierten den Rat, dass sie ihre Bühnenpossen vergessen könnten. Freiwillige werden dank der unterhaltsamen Qualitäten der Szene verschont.

Wenn in der Vergangenheit Aufführungen in provisorischen Zelten stattfanden, kamen zuerst andere Missverständnisse auf. Nehmen Sie sich die Zeit, sich diese Zeit vorzustellen. Sie werden von einem Hypnotiseur mit Turban hypnotisiert. Ein Zigarrenraucher in Trance, so behauptet er, nimmt Pferdekot im Aroma der Zigarre auf. Dem Raucher wird nach dem Aufwachen eine aktivierte Zigarette angeboten. Er starrt ihn an und schaltet den Zigarettenanzünder in der Wohnung aus, noch bevor er mit dem Husten fertig ist. Die Anwesenden glauben, dass er dauerhaft von seiner Sucht geheilt ist, aber das ist nicht der Fall. Obwohl er weiß, dass er das nicht sollte, kann er seine Rauchgewohnheit nicht aufgeben. Der einzige Unterschied ist, dass ihm der Geschmack der Dämpfe widerlich geworden ist. Bald werden Sie die besten Tipps kennen, um Ihre Zigarrengewohnheit endgültig zu überwinden.

Die anfänglichen Ergebnisse der Gewichtskontrolle waren uninteressant. Die traditionelle Methode bestand darin, der hypnotisierten Person eine Liste mit Mastmahlzeiten vorzulesen mit der strengen Anweisung, "diese Dinge nicht zu essen". Da sie es vermieden, die Lebensmittel auf der Liste zu essen, erwies sich die Strategie als effektiv. Im Laufe der Zeit entwickelte die Person jedoch ein Verlangen nach Lebensmitteln, die sie nicht zur Hand hatte und die durch zusätzliche Therapiesitzungen zurückgebracht werden mussten. Moderne Hypnotherapie, in neuen und effektiven Formen, kann verwendet werden, um den gewohnten Kreislauf des übermäßigen Essens zu durchbrechen.

Welchen Aspekt einer Hypnosesitzung halten Sie für entscheidender: die Höhe der Hypnose oder die gezielten Suggestionen des Hypnotiseurs? Beides ist offensichtlich entscheidend, aber viele Menschen legen einen höheren Wert auf die Tiefe. Einige Leute werden so weit gehen zu sagen: „Reite mich in der WAHREN Tiefenbedingung“, in der Hoffnung, tiefere Ebenen des Erfolgs zu erreichen. Obwohl tiefe Hypnose hilfreich ist, ist effektive Suggestion noch wichtiger. Das Potenzial für die Durchführung eines Projekts hängt wenig vom Detaillierungsgrad ab.

Selbst wenn Sie nur geringe Dosen vertragen, haben manche Menschen nach nur ein oder zwei Sitzungen erfolgreich mit dem Rauchen aufgehört. Ein tiefes Verständnis ist nicht so entscheidend wie eine positive Einstellung, hohe Standards und eine starke Erfolgsmotivation, die durch Tipps für eine effektive Y-Visualisierung unterstützt werden können. Die Tiefe von etwas kann sich nicht nur von Person zu Person ändern, sondern auch von Sitzung zu Sitzung. Es ist wahr, dass Sie in einer Sitzung sehr hoch und in der nächsten sehr niedrig werden können.

Vor einigen Jahren kehrte eine Frau, die zum Abnehmen in Hypnose geschickt worden war, in der Gewissheit nach Hause zurück, dass sie nicht hypnotisiert worden war. Ein Freund hatte ihm fälschlicherweise versichert, dass sein Gedächtnis unter dem Einfluss von Hypnose vollständig gelöscht würde. Er stellte fest, dass er weniger aß, abnahm und sich allgemein besser fühlte, weshalb er zurückkam. Obwohl sie sagte, dass sie nach jeder Sitzung abnahm, bestand sie darauf, dass sie nicht hypnotisiert worden war, und bestand darauf, dass dies nicht der Fall war. Die Hauptelemente einer guten Sitzung sind Vertrauen, Ehrlichkeit, Offenheit und Stärke der Suggestion und nicht die Tiefe der Trance.

Machen Sie Ihre hypnotische Suggestion als erste Regel ansprechend. Ein verlockenderer Anreiz wird angeboten, wenn Sie einen finden.

Menschen, die sich Gedanken über das Abnehmen machen, entscheiden sich möglicherweise dafür, Ratschläge wie „Du solltest nicht mehr essen" zu ignorieren. Denn der Geist kann sich mit immer wieder denselben Sätzen langweilen. Es ist als Norm eingestellt. Andererseits bin ich fasziniert von Ratschlägen wie „Wenn Sie weniger essen, fühlen Sie sich besser und haben ein besseres Sehvermögen." Ich bin fasziniert von dem Versprechen einer verbesserten Gesundheit und Schönheit, die diese Auszeichnung impliziert.

Vermeiden Sie negative Konnotationen mit Wörtern wie „nicht" und „sollte nicht", da sie in einen positiven Ton der Ermutigung gehören können. Wer weniger isst, spart Geld. Wer weniger isst, verliert Geld. Eine gute Antwort wird eher empfangen, wenn sie angeboten wird.)

Aufgrund dieser Fülle von Wörtern, die es zu vermeiden gilt, kann es schwierig sein, die geeigneten Lösungen zu finden. Beispiele sind „abnehmen" in Kilogramm oder „abnehmen". Aber was passiert, wenn Sie einen Verlust jeglicher Art erleiden? Das Ergebnis ist ein „Strumpfbandeffekt". Du musst holen, was du fallen gelassen hast, oder finden, was du verloren hast. Erschaffe den Körper, den du dir wünschst, indem du positiv über Gesundheit und Schönheit denkst und sprichst.

Dadurch beginnt der Prozess der Kalorien- und Fettreduktion bereits mit dem eigentlichen Beginn der Diät. Sie müssen nicht mehr auf Ihre Lieblingsspeisen verzichten; Essen Sie stattdessen im Rahmen des Zumutbaren so viel, wie Sie möchten. Anstelle von „Wenn Sie gegen die Beule ankämpfen und einen leichten Lebensstil schaffen möchten", sind Sie hier genau richtig. Anstatt passiv Kalorien zu zählen, können Sie jeden Tag 15 Minuten länger trainieren. (Wenn Sie derzeit Sport treiben, erhöhen Sie die Zeit, die Sie damit verbringen, um 15 Minuten pro Tag.) Finden Sie ein Gleichgewicht zwischen dem, was Sie essen, und dem, was Sie tun. Weniger Kalorien zu sich zu nehmen und mehr körperliche Aktivität zu betreiben, ist eine sichere und gesunde Alternative zu sogenannten Hungerdiäten Verzichten Sie auf alle ungesunden Lebensmittel Der Konsum großer Mengen Saft zusätzlich zu einer gesunden Ernährung wird empfohlen.

Eine gute Möglichkeit, Ihren Stoffwechsel zu kontrollieren, besteht darin, diese Tipps zu befolgen:

Wenn Sie regelmäßig Sport treiben und Ihre Kalorienaufnahme auf ein sicheres Maß beschränken, stabilisiert sich Ihr Gewicht bis zu einem Punkt, an dem Sie einen schlanken Körper beibehalten können.

Es ist ein allgemeiner Wunsch, ungesunde Verhaltensweisen zu durchbrechen, aber fast jeder hat anfänglichen Widerstand. In der Geschäftswelt wird dies gemeinhin als „Verkaufsausdauer“ bezeichnet. Wenn ein Kunde sich die Mühe macht, einen Artikel in einem Geschäft zu kaufen, muss er möglicherweise die Dauer des Verkaufs ertragen. Während der Käufer kaufen möchte, möchte der Kunde, dass der Artikel verkauft wird. Hypnotische Suggestion ist eher eine Möglichkeit, die mentale Ausdauer einer Y-Verkaufsstrategie zu übertragen, als ein psychologisches Verkaufsspiel.

Trotz weit verbreiteter Unterstützung für Reformen fühlen sich manche Menschen benachteiligt, wenn eine alte tausendjährige Routine beseitigt wird. Ist es möglich, die negative Routine durch eine andere, konstruktivere zu ersetzen? Einfach gesagt:

Wenn Sie hungrig sind, aber noch keine Zeit zum Essen ist, werden Sie sich wahrscheinlich etwas Angenehmerem und Bequemerem zuwenden. Und was auch immer Sie wollen, aber etwas, das wirklich gut zu Tee passt, wäre großartig.

Achten Sie darauf, nicht Ihren eigenen Namen anstelle des Vorschlags zu erfinden.

Soweit ich weiß, haben sie viele Methoden entwickelt, um Empfehlungen abzugeben. Einige werden umgeleitet, während andere direkt sind. Es werden verschiedene Arten von Sätzen wie Doppelknoten, Vertiefung, Widerspruch, Vereinigung und Y+-Aversion angeboten. Diese Tipps mögen auf den ersten Blick entmutigend erscheinen, aber wenn Sie sie einmal umgesetzt haben, werden Sie feststellen, dass eigentlich nur wenige Grundformen benötigt werden, damit sich Ihr Tee effektiv mit Ihrem Unterbewusstsein verbindet. Abhängig davon, was Sie aus Büchern, Recherchen und persönlichen Erfahrungen mit diesen vielen Ansätzen lernen, können Sie den für Sie am besten geeigneten auswählen.

Ein subtiler Vorschlag kann besser funktionieren als eine offene Anweisung, wenn es um Menschen geht, die unsicher, analytisch oder beides sind. Nach Ansicht einiger professioneller Hypnotiseure wird die Arbeit einer Person offenbaren, ob sie das Recht hat, auf bestimmte Informationen zuzugreifen oder nicht. Das Anbieten direkter Befehle kann beispielsweise effektiver sein, wenn die Person ein Polizeibeamter oder ein Angehöriger der Streitkräfte ist und allgemein bekannt ist, dass sie es gewohnt ist, regelmäßig Befehle zu erhalten.

Einige Beispiele genügen, um die unterschiedlichen Strategien zu veranschaulichen. Die erste ist eine einfache Empfehlung, die das Ergebnis erleichtert:

Nehmen Sie ein paar langsame Atemzüge und spüren Sie, wie Ihre Muskeln die Spannung lösen. Versuchen Sie, Ihre Atmung zu verlangsamen und Ihren Geist zu entspannen.

Ein Vorschlag ist eine subtile Art, eine Idee zu äußern. Gibt es irgendwelche logischen Implikationen für die Idee, dass Tee als Stimulans wirkt?

Bilder von den guten Sachen, und vielleicht spürst du sogar, wie sich dein Körper entspannt. Außerdem kannst du deinen Geist beruhigen, indem du langsamer atmest.

Ein negativer Satz kann als indirekte Suggestion verwendet werden, um den gewünschten Effekt zu erzielen (negative Sätze sind keine negativen Suggestionen). Tea spart Ihnen Zeit, indem es die richtige Adresse für Sie eingibt. Beispiel: Ich konnte sehen, dass Sie wegen des Tees auf Ihrem Sitz herumzappelten:

Alle Beschränkungen werden aufgehoben. Wenn Sie etwas nicht tun möchten, müssen Sie es nicht tun. Es sind keine Arbeiten Ihrerseits erforderlich. Sie müssen nicht einmal versuchen, sich auf Ihrem Sitz zu bewegen.

Zum Beispiel werde ich eine Implikation verwenden, um einen subtilen Vorschlag zu machen, damit der Verstand meines

Klienten die Vorstellung nicht sofort verwirft. Ohne es zu merken, gibst du der Vorstellung nach, dass es langweiliger wäre, aus deinem Stuhl aufzustehen, als es wert ist. Sie sollten dies als Anstrengung "behandeln" oder tun. Im Kopf sind Wörter wie „versuchen“ geheime Botschaften, die Scheitern implizieren. Wenn auf dem Schild „Es ist sehr schwer sich zu bewegen“ steht, wie es Ihr Unterbewusstsein tut, werden Sie es nicht tun.

Das Folgende ist ein Beispiel für ein Beispiel: Die Einbindung der gleichen Art von Code in eine Empfehlung zum Gewichtsmanagement ist nur die Spitze des Eisbergs, aber die gleiche Idee kann auch anderswo angewendet werden.

Sie sollten sich keine Sorgen machen, dass Sie zu viel essen oder Ihr Essen sogar kauen.

Egal, was Sie tun, dazu gehört zu sagen: „Sie haben das“, Sie können mir wahrscheinlich äußerlich zustimmen. Was für eine Aufgabe für Ihr Gehirn, all diese Informationen zu entschlüsseln und Sie dazu zu bringen, an Essen zu denken. Mit diesen und weiteren Tipps können Sie Ihr Essverhalten vielleicht stabilisieren.

Die in diesem Buch vorgestellten Zyklen basieren auf direkten und indirekten Empfehlungen. Die Arten von Empfehlungen, die kommen, werden Ihnen beim Lesen und Anwenden dieser Zyklen deutlich.

Bewusstseinserweiternde Techniken wie „Alternativer Doppelvorschlag" sind immer willkommen. Stellt Ihnen mögliche Widerlegungen nach einer negativen Antwort zur Verfügung. Sich zu weigern, etwas für jemanden zu tun, den man liebt, ist ganz natürlich. Wenn jemand Sie einlädt, sich hinzusetzen, Ihnen dann aber eine Auswahl an Tee zu trinken gibt, was sagen Sie dazu? Setzen Sie sich auf den blauen oder roten Stuhl. Welche Option Sie auch wählen, Sie müssen dort sitzen. Sie haben unter Hypnose durch duale alternative Ideen völlige Entscheidungsfreiheit, aber Tee hat alle möglichen Lösungen.

Insgesamt können Sie sich schwer oder leicht fühlen. Kannst du auch einschlafen? Für das, was es wert ist, fühle ich überhaupt nichts. Jeder hat die Fähigkeit zu schwimmen oder zu sinken. JEDER von euch kann gnädig loslassen. Es steht Ihnen frei, alle gewünschten Maßnahmen zu ergreifen.

Durch das Aufstellen einer Reihe möglicher Vorgehensweisen ist dieser Vorschlag indirekt und wird daher weniger wahrscheinlich eine negative Reaktion hervorrufen.

Ein weiterer entscheidender Aspekt der Prozesspsychologie ist die Anleitung, wie man auf Suggestion reagiert. Bevor Sie zustimmen können, braucht Ihr Gehirn eine Art Argumentation.

Bei tiefergehenden Fragen reicht es nicht aus, Beispiele als Anhaltspunkte für die Untersuchung zu verwenden. Es ist ein Teegeheimnis, das sagt, wie:

Möglicherweise müssen Sie im Kopf bis 10 zählen, wenn Sie sich eine Nagelleiter, eine elektrische Leiter oder einen Aufzug vorstellen.

Das richtige mentale Bild wird schließlich in den Sinn kommen.

Das Ziel ist, Sie in Ihre Fantasieauswahl zu investieren, während ich Ihre bewussten Gedanken mit dem ablenke, was ich bereits weiß. Wenn Sie Ihren kritischen und skeptischen Geist zurückstellen oder in den Hintergrund drängen, kann Ihr empfänglicherer und offenerer Geist die Neuigkeiten leichter annehmen.

Manchmal werden scheinbar gegensätzliche Empfehlungen gleichzeitig ausgesprochen:

Auch wenn Ihr Intellekt wach ist, kann sich Ihr Körper schläfrig anfühlen.

Alternative Methode Dies ist die Verbindung zwischen einer Empfehlung und den Personen, die am ehesten darauf reagieren werden. Hier ist eine Abbildung:

Bilder von den guten Sachen, und vielleicht spürst du sogar, wie sich dein Körper entspannt.

Wenn Sie etwas empfehlen, von dem Sie wissen, dass es natürlich passieren würde, wie zum Beispiel durch tiefes Atmen entspannen, hat Ihr Vorschlag mehr Gewicht. Selbst wenn der Vorschlag nur angibt, wie unvermeidlich er ist, sieht Ihr Unterbewusstsein ihn aufgrund des

Ergebnisses immer noch als glaubwürdig an.

Eine posthypnotische Suggestion soll nach Beendigung der Hypnosesitzung wirksam werden. Laut Cayce's Readings ist dies eine „Idee, dass es eine Wirkung haben kann, selbst wenn Sie nicht schlafen oder sich nicht in Ihrem gewohnten Körper befinden." (5747-1). Eine posthypnotische Suggestion kann durch das folgende Beispiel verstärkt werden, das zeigt, was einen Befehl bindet zu einem unvermeidlichen Training aussehen könnte.

*Ihre Augen werden *sehr* bald geöffnet. Wenn Sie die Augen öffnen, hat Ihr Unterbewusstsein die Tatsache verarbeitet, dass Sie keine Zigaretten mehr konsumieren.

Alternativ kann eine Empfehlung an ein bestimmtes Ereignis gebunden werden, das jedes Mal eintritt, wenn Sie Ihren Zustand im Beta-Modus erneut besuchen.

Ich weiß, dass Sie in wenigen Minuten Ihre Augen öffnen und sich vollkommen wohl fühlen werden. Sobald Sie aus diesem Stuhl steigen, werden Sie die Erleichterung spüren, nicht zu rauchen, und den Nervenkitzel neuer Energie spüren.

Jetzt können Sie die Vorteile ernten: „Die Wirksamkeit des Vorschlags wird durch den Hinweis auf ‚die Freude und Kraft des Nichtraucherseins' verstärkt. Leicht verständliche Worte und Worte werden verwendet, um diese Atmosphäre zu kultivieren. Sie werden sich besser fühlen, nachdem Sie Tee getrunken haben , auch wenn Sie sich bewusst sagen, dass Sie rauchen sollten. Seit Jahrzehnten wird Werbung geschaltet, um das Rauchen cool und höflich zu machen. Jahrelange Konditionierungen können rückgängig gemacht werden, indem man jemanden davon überzeugt, dass Rauchen alles andere als glamourös ist.

Negative Ideen aus der Vergangenheit stehen in scharfem Kontrast zu ihren positiven Gegenstücken. Abneigung ist eine destruktive Form der Suggestion, um ein erwünschtes Laster in etwas Abstoßendes zu verwandeln. Da er glaubt, dass nur starke Drogen ausreichen, möchte er, dass sein Therapeut sie dazu bringt, ihre Lieblingsgewohnheit zu verachten, indem er Abneigung stimuliert, wann immer sie versucht sind, sich ihr hinzugeben. Viele Menschen können von den Vorschlägen profitieren, die eine Abneigungskomponente enthalten, aber ja, sie waren die Antwort. Ihre Anwendung ist wie die Behandlung eines gebrochenen Gliedes mit zwei Aspirin.

Manche Menschen können ohne Embargo sehr davon profitieren, Ideen nicht zu mögen, aber diese Vorteile sind normalerweise eher theatralisch als therapeutisch, wie zum Beispiel die Verwendung einer Leiter, die an einem Schaukelstuhl befestigt ist. Realistischerweise läuft alles darauf hinaus, sich selbst davon zu überzeugen, dass Sie sich nicht so schlecht fühlen werden, wenn Sie Ihre Nahrungsaufnahme einschränken.

Damit sich Abneigung durch Suggestion entwickeln kann, muss sie subtil in leicht erkennbaren Formen eingeführt werden. Negative Emotionen können durch Suggestivfragen angedeutet werden, wie z. B. „Was denkst du, dass du mit deinem Gewicht, deinem Ideal, deinem Aussehen identisch bist?“ Verleihen Sie Ihrem DIY-Projekt so viel Farbe und Charme, wie es Ihre lebhafte Vorstellungskraft zulässt. Der zweite Schritt besteht darin, sich all die köstlichen Mahlzeiten vorzustellen, die Sie wegen des Tees verpasst haben. Also stellt sich die Frage:

Sind Ihnen die Hunderte von Fettkalorien, die Ihr Körper nicht braucht, wichtiger als Ihr neues, schlankeres Aussehen?

Dies ist ein unbequemer Ansatz, um mit übermäßigem Essen umzugehen. Gewichtsproblem behoben, ja "träume etwas 'Hunderte Fettkalorien' und 'ziemlich fies'.

Ihr Wissen über die Selbstvorschläge von Y hat zugenommen. Wenn Sie Ihre eigenen Zyklen bauen und erstellen möchten, können Sie Ihre Teedaten verwenden. Ihr Selbsthilfe-Programmierer ist viel wichtiger als dieser einfache Trick. Um Ihren eigenen Lebensweg zu bestimmen, folgen Sie einfach den dargestellten Schritten.

KAPITEL 6
ERSTELLEN SIE EINE FANTASIEVOLLE PRÄSENTATION

Visualisierung ist ein weiterer Ansatz zur Programmierung des Unterbewusstseins. Andere Namen dafür sind kreative Vorstellungskraft, geführte Bilder und Gedankenbeobachtung. Die Demonstration besteht darin, einen weiteren Samen in Ihren mentalen Garten zu säen und sich dann an seinem Wachstum zu erfreuen. Dies ist eine Aufgabe der rechten Hemisphäre, während die Samen der linken Hemisphäre in Form von logischen Empfehlungen kommen.

Der Geist ist wie eine Werkstatt, und hypnotische Suggestion und geführte Bilder sind zwei der nützlichsten Werkzeuge. Mit Ihrer Vorstellungskraft können Sie einen Aktionsplan entwerfen, der zu den gewünschten Ergebnissen führt, und eine Stecknadel auf die Straße setzen, wo Ihr Leben enden soll.

Es wird gemunkelt, dass Cayces Messwerte explizite Sicherheitswarnungen enthalten. Dieses Gerät funktioniert am besten, wenn es mit einem höheren spirituellen Zweck kombiniert wird. Und nicht als lebensveränderndes Gerät für eigennützige Zwecke haben Messwerte das Potenzial, immens nützlich zu sein, aber nur, wenn sie ernsthaft und mit einem starken Sinn für Zweck und Verantwortung verwendet werden.

Siebzig Prozent der Bevölkerung sind sehfähig. Weitere 30 % können davon profitieren, ihre innere Vision zu kultivieren und zu verfeinern, indem sie die in Easts Buch befürworteten Zyklen verwenden. Die meisten Menschen haben bereits starke Leistungsfähigkeiten, die wie Muskeln durch regelmäßiges Training verbessert werden können. Auch wenn es nicht jeder sofort „sieht".

Eine Illustration davon reicht von Schwarzweiß bis Farbe, von verschwommenen Fotos bis hin zu scharfen Fotos. Die Bilder, die einem in den Sinn kommen, können lebendig und hell oder körnig und dunkel sein. Manche Menschen können ihr Leben mit einem Film vergleichen, in dem sie die Hauptrolle spielen und die vollständige kreative Kontrolle über alle Aspekte der Produktion haben, einschließlich des Drehbuchs, der Besetzung und des Bühnenbilds. Manche Menschen erleben die Empfindungen als Kribbeln oder Summen. Mike Samuels, MD, und Nancy Samuels erklären Visualisierung in ihrem Buch „Seeing with the Mind's Eye: The History, Techniques, and Applications of Display". „Wir sagten, bei Visualisierung geht es darum, ein geistiges Bild aufzubauen, einen Film im Kopf zu drehen, mit dem geistigen Auge zu sehen", schreiben sie. Die Bilder im Kopf unterscheiden sich von denen, die mit Hilfe der Netzhaut kommen, besonders wenn Menschen zum ersten Mal bewusst zu visualisieren beginnen. Sobald sie fertig sind, können sie sich nur noch an die Gedanken und Ideen erinnern, die mit den Bildern in ihrem Kopf verbunden sind. Viele Menschen ziehen es vor, die Visuals in ihrem Kopf zu „erschaffen", anstatt sie tatsächlich zu erleben. Natürlich würde das passieren. Dinge von Grund auf neu zu erschaffen, ist das Gefühl, sie zu visualisieren. Es scheint, dass die ersten mentalen Bilder nicht so lebendig sind wie ihre äußeren Gegenstücke. Es ist wahr, dass für manche Menschen innere Bilder eher erlebt als gesehen werden. Zum Beispiel: (Random House, Inc./The Bookwork's, 1975, S. 121)

Da ihnen schon in jungen Jahren beigebracht wurde, ihre Tagträume zu unterdrücken, haben manche Menschen möglicherweise Schwierigkeiten, sich etwas vorzustellen. Die Lesungen von Edgar Cayce legen jedoch nahe, dass das Träumen im Wachzustand ein lohnender Zeitvertreib ist: „... das Wesen kann in dem bleiben, was ‚Tagträumen' genannt wird, und ich weiß, dass Sie dort dem Geist die Formel für Ihre eigenen Ideale geben und sogar sein in der Lage, etwas Poetisches zu visualisieren und zu sagen." (1664-2)

Cayce schlägt auch vor, einen Bildschirm zu verwenden, um bei der Therapie und dem Charakterwachstum zu helfen:

Die mentale Haltung in den Meditationen des Sehens, Fühlens, dass der Körper bis zu einem gewissen Grad angepasst ist, um einen großen Dienst an den schöpferischen Kräften und Einflüssen zu erfüllen und zu befriedigen, ist etwas, das wir nicht vernachlässigen sollten. (2946-1)

Als nächstes müssen Sie die Ziele des Wesens und die Methode, mit der Sie sie erreichen wollen, vergeistigen und sich vorstellen, und sie dann erreichen! (3577-1)

Ihre Vorstellungskraft und Ihre mentalen Bilder sind der Motor Ihrer neu gewonnenen Freiheit. Die Lesungen zeigen, dass der Satz „Gedanken sind Dinge und der Verstand ist der Erbauer“ häufig und in verschiedenen Formen wiederholt wird (281-39). neue Realität. Der Weg von der Theorie zur Realität erfordert den Einsatz der eigenen Vorstellungskraft.

Laut dem Buch Seeing With the Mind's Eye ist Hypnose eine der ältesten und vertrauenswürdigsten Darstellungstechniken in der psychologischen Forschung. (S. 191). Die übliche Praxis zur Einleitung von Hypnose ist die Verwendung von Visualisierungstechniken, wie diese Richtlinie zeigt.

Versetzen Sie sich einfach in Ihr geistiges Auge und stellen Sie sich vor, wo Sie die meiste Ruhe finden.

Zu den indirekten Anwendungen geführter Bilder gehören:

Wie Meereswellen steigen und fallen Gedanken. So sicher sich die Wellen irgendwann im Sand niederlassen werden, Ihre Gedanken werden irgendwann einen Ruheplatz im Hinterkopf finden.

Indirekte Entspannungsmethoden wie die Visualisierung beruhigender Szenen senden eine Botschaft an das Unterbewusstsein, dass es Zeit ist, sich zu entspannen. Die Verwendung einer Satzstruktur in der Vergangenheitsform hilft uns, darauf zu schließen, dass eine Antwort bereits gegeben wurde. Da die Empfehlung im Zusammenhang mit ihrer Erfüllung erfolgt, können Sie sie als Beweis dafür interpretieren, dass dies tatsächlich der Fall ist.

Sie müssen mit dieser Show zu viel beweisen, um nur Worten zu vertrauen. Hier ist ein gängiger Trick, der jemandem hilft, mit dem Zigarrenrauchen aufzuhören:

Denken Sie an eine riesige Tafel in Ihrem Kopf. Eine Zigarre ist in der geschrieben. Löschen Sie dieses Wort vom Whiteboard und betrachten Sie Ihre Rauchgewohnheit für immer als beendet. Nachdem Sie diese Notwendigkeit des Aufleuchtens beseitigt haben, können Sie das Board als gelöscht betrachten. Schreiben Sie stattdessen das Wort „ERFOLG“ in Großbuchstaben an die Tafel.

Ihre Vorstellungskraft ist der fruchtbare Boden, aus dem Ihre mentalen Konstruktionen der Welt geboren werden. Inspirieren ist für eine optimale kreative Leistung unerlässlich. Es gibt keinen besseren Weg, sie anzumachen, als ihr die Art von magerer Person zu zeigen, die sich jeder Diätetiker in seinen wildesten Fantasien vorstellt.

Der Dampf aus der Dusche kann verwendet werden, um Sie im Spiegel schlanker aussehen zu lassen. Jetzt, da Sie wissen, dass Sie sich vernünftig ernähren können und sich dennoch satt und glücklich fühlen, schauen Sie sich genau im Spiegel an und akzeptieren Sie, dass Sie sich in Zukunft so sehen werden.

Kreativität und Vorstellungskraft können synonym verwendet werden. Zu welchem Zweck können wir diese indirekte Inszenierung erwarten:

Visualisieren Sie die Leiter in Ihrem Badezimmer oder jede andere Leiter. Stellen Sie das Gewicht, das Sie wiegen möchten, in die Sichtweite Ihres Kopfes auf die Waage.

Nach der Hypnose kann der Bildschirm verwendet werden, um eine Rückkehr zu alten Gewohnheiten zu verhindern. Als nächstes gebe ich Ihnen einen Vorgeschmack auf das, was ich weiß, indem ich Ihnen eine Probe anbiete:

Wenn Sie essen gehen oder auch nur darüber nachdenken, stellen Sie sich eine neue, schlankere Version von sich selbst vor und wählen Sie dann genau das aus, was Sie essen möchten. Ein schlanker, gesunder

Körper kann aufrechterhalten werden, indem kalorienreiche Lebensmittel vermieden werden oder eine Diät eingehalten wird, die die Nährstoffdichte priorisiert

Irgendwie, irgendwo, haben Sie vielleicht herausgefunden, dass die dritte Portion Cheeseburger und Pommes Sie fett macht.

Sie können Ihre Überzeugungen und Ihre Ziele in einem eindrucksvollen Bild koexistieren lassen. Konzentrieren Sie sich bei Ihren mentalen Proben auf ein einzelnes optimistisches Symbol. Sich diese Szene einfach nur vorzustellen, ist symbolisch. Mit einem generischen oder unternehmensspezifischen Badge können Sie Ihrer kreativen Präsentation einen zusätzlichen Schub oder Laserfokus verleihen.

Da „diese daher, wie durch die Embleme angegeben, von erheblicher Bedeutung für die Erfahrung der Entität sind", werden die Symbole in Cayce-Lesungen (diejenigen, die Werbetreibende ständig verwenden, um ihre Botschaft zu verdeutlichen) sehr empfohlen. (1847-1)

Zum Beispiel kann das Haus Ihrer Träume – die Metapher des glücklichen Hauses – die perfekte Verkörperung all Ihrer tiefsten Wünsche, Bestrebungen und Gebete darstellen. Nur diejenigen, die wie Symbole oder Zeichen oder Bedingungen sind, in denen sie konstruktiv verwendet werden können, verwenden dieselben; aber nein, Sie missbrauchen es", werden wir in den Lesungen gewarnt. Da es vollkommen legal ist, kann es gegen uns verwendet werden. (1406-1) Daher sind Y-Symbole auf dem Bildschirm möglicherweise nicht immer korrekt. mentale Fähigkeiten können zu allen möglichen unerwünschten Ergebnissen führen, wie zum Beispiel jemanden wie dich zu „machen" oder die Emotionen eines anderen zu manipulieren.

Der Prozess der Erreichung Ihrer Ziele und das Erreichen dieser Ziele kann in Ihrem Kopf visualisiert werden. Hier ist ein Beispiel dafür, wie Cayces Readings anbieten, um die Umsetzung von Ratschlägen zu visualisieren.

Erlebe den Fortschritt des Leibes in seiner äußeren Erscheinung...

2836-2

Finden Sie, wonach Sie suchen, und die Tür öffnet sich für Sie. Untersuchen Sie die aktuelle Situation, da sie die Schlüssel zu Ihrem zukünftigen Erfolg und Fortschritt enthält.

5576-1

Am Beispiel öffentlicher Rede können wir sehen, wie man sich das Erreichen eines Ziels vorstellt:

Ich glaube, ich habe vor der Menge angehalten und bin dabei, eine Rede zu halten. Es fühlt sich gut an, tief durchzuatmen, und ich weiß, dass ich mühelos weiteratmen kann. Als sich ein Lächeln auf meinem Gesicht bildet, wende ich meine Aufmerksamkeit der Gruppe zu. Ich habe ein klares und beruhigendes mentales Bild von mir, wie ich mich entspannt, konzentriert und sicher fühle.

Achten Sie auf das Done-Ziel; es kann ein dynamisches Instrument für den Verstand sein. Wenn Sie diese Brücke überqueren, werden die Welten Ihres inneren Selbst und Ihres äußeren Selbst kohärenter miteinander, und es ist ein großer Schritt, um Ihre aktuellen Ziele zu erreichen. Cayces Heilungs-Lesungen werden im folgenden Satz erwähnt:

... Also, was sollte beibehalten werden, um einen neuen Blick auf den Körper als Ganzes zu werfen, neu aufgebaut in Geist, Seele und Materie? Es hilft, die physischen Kräfte des Körpers zu regulieren und erhöht das Bewusstsein.

4482-1

In Analogie zum öffentlichen Reden können Sie Folgendes tun, um den Blick nach Osten auf ein bereits erreichtes Ziel zu richten.

Wenn du fertig bist, komm zu mir. Viele Teilnehmer bedankten sich persönlich bei mir und teilten ihre Erfahrungen und Erkenntnisse aus der Konferenz. Sie können sagen, dass ich gute Arbeit geleistet habe, wenn sie mir die Hand schütteln. Ich schätzte die Gelegenheit, anderen zu helfen und sinnvolle Gespräche mit ihnen zu führen, und ich glaube, dass ich gute Arbeit geleistet habe.

Der Geist erhält die Nachricht "Ja, ich habe" und nicht nur "Ja, ich kann", wenn ihm der Beweis für die Erledigung einer Aufgabe präsentiert wird. Hier sind ein paar andere Szenarien, in denen die gleiche Dynamik hilfreich sein könnte:

Ja, Sie sind Student und bereiten sich auf eine Prüfung vor; Du hast nur eine Zukunft im Sinn. Angenommen, Sie haben den Y-Test bereits durchgeführt und festgestellt, dass er wunderbar funktioniert hat. Hören Sie zu, wie Ihr Lehrer Ihre Bemühungen lobt. Schauen Sie einfach auf das Lächeln auf Ihrem Gesicht, wenn Sie feststellen, dass Sie in nur wenigen Minuten Ihres Lebens zu den großartigen Ergebnissen beigetragen haben. Nutzen Sie die Schönheit des Augenblicks voll aus. Schwelgen Sie in der Epiphanie; sonnen Sie sich im Schein des Erfolgs.

Weitere Szenarien, in denen sich ein schönes Endergebnis für ein dünnes mentales Bild von Ihnen vorstellen könnte, finden Sie weiter unten.

Visualisieren Sie sich so, wie Sie sein möchten, ganz abgespeckt, durchtrainiert, gesund und zufrieden. Verwenden Sie die Kleidung, die Sie verwenden würden. (Pause) Betrachten Sie Ihren bisherigen Fortschritt. Sie könnten mit dem Ergebnis nicht zufriedener sein, insbesondere mit dem Erscheinungsbild des Raums.

Wählen Sie erreichbare Ziele für eine positive Transformation, indem Sie sich an Ihren Werten orientieren. Was machbar ist. Pflanzen Sie die Samen und Y wird Ihren Geist mit dem Moschus Ihrer Träume nähren, die wahr werden. Fühlen Sie es, leben Sie es, machen Sie es zu einem Teil Ihrer inneren Realität, indem Sie in Ihre Vorstellungskraft eintreten und darin eintauchen. Stellen Sie sich vor, dass ein positives Endergebnis der aufregendste und angenehmste Teil Ihrer Sitzung sein könnte.

Bald werden Sie in der Lage sein, die verschiedenen in diesem Buch beschriebenen Methoden zu verwenden, um Ihren eigenen Programmierer zu erstellen, um Ihre eigenen Mitarbeiter zu schulen und auszubilden. Sie werden feststellen, dass es nicht nur möglich, sondern auch sehr einfach ist, Ihre eigenen innovativen positiven Empfehlungen und Visualisierungsübungen zu entwickeln, während Sie Erfahrungen und Fähigkeiten in diesem Bereich sammeln. Auch ohne Embargo gibt es einige Grundprinzipien zu beachten:

1) Konzentrieren Sie sich auf das Gute und minimieren Sie das Schlechte. Ich bin mir der kleinsten Details bewusst, um die Sie sich kümmern müssen, um Y ansprechend zu machen.

2) Machen Sie Ihre Vorschläge attraktiver. Heben Sie die Gewinne hervor, die Sie durch die Umsetzung der Tipps erzielen werden. Hilft, Empfehlungen flexibel zu halten, sodass Sie sie an Ihre Bedürfnisse und Persönlichkeit anpassen können. Verwendet konstruktive Kritik und einfallsreiche Provokation, um ein gesundes Gleichgewicht zwischen der rechten und linken Gehirnhälfte zu finden.

Drittens üben Sie Ihr neues tägliches Leben. Verwenden Sie Wörter, die Bilder heraufbeschwören, die zeigen, was Sie erwarten können und wie Sie Ihre Ziele erreichen können. Die Bilder, Symbole und Embleme, die mit Teebeziehungen verbunden sind, die Ihnen am Herzen liegen, stehen im Mittelpunkt Ihres Anliegens. Achten Sie auf Ihre Gedanken und stellen Sie sich vor, Sie hätten Ihr Ziel bereits erreicht. Mit einer konstruktiven Perspektive kannst du deine innere Welt mit der Welt um dich herum verbinden. Der Erfolg wird durch die Integration von mentalen Bildern mit körperlicher Aktivität erreicht.

Als nächstes kommt in diesem Buch das Fleisch der Geschichte. Wir hoffen aufrichtig, dass Ihr Studium Früchte getragen hat. Machen Sie etwas mit dem, was Sie jetzt gelernt haben. Investieren Sie heute in eine glänzende Zukunft, indem Sie die persönliche Entwicklung als angenehme Erfahrung betrachten.

KAPITEL 7 ERSTELLEN VON HAUSGEMACHTEN BÄNDERN

Es ist an der Zeit, einige Änderungen vorzunehmen und sich in Richtung Ihres Glücks und Ihrer Gesundheit zu bewegen. Sie verstehen jetzt die Prinzipien der Selbsthypnose, der angewandten Psychologie, der positiven Suggestion und der Y-förmigen kreativen Exposition. Jetzt können Sie in nur drei einfachen Schritten östliche Weisheit mit westlichen Techniken verschmelzen. Selbstverbesserung, mit Hypnosebändern im Auto.

Wahrscheinlich haben Sie schon einmal im Handel erhältliche vorbespielte Selbsthilfekassetten Y verwendet. Im Allgemeinen zu bescheidenen Preisen erhältlich, bieten kommerzielle Tapes qualitativ hochwertige Hypnosebehandlungen. Es ist sehr ähnlich, als würde ein Hypnotherapeut mit Ihnen alleine in der Behaglichkeit Ihres eigenen Zuhauses arbeiten.

Mit handelsüblichen Hypnosebändern können Sie gute Ergebnisse erzielen, aber die Herstellung eigener Hypnosebänder ist wesentlich effektiver. Wenn Sie sich die Zeit nehmen, sich über das Verfahren zu informieren, erhöhen Sie Ihre Erfolgschancen und sind in der handelsüblichen Variante besser gerüstet, um die Stürme zu überstehen, die auf Sie zukommen. Es ist möglich, Ihr eigenes Band in weniger als einer Stunde aufzunehmen, und die Ergebnisse werden besser sein, weil Sie die Aufnahme auf Ihre individuellen Bedürfnisse zugeschnitten haben. Zusätzlich zum Üben von Hypnose auf eigene Faust werden Ihnen die Do-it-yourself-Tapes die Besonderheiten des Feldes beibringen.

Ich weiß, dass die Fähigkeit der Selbsthypnose eine unterschiedliche Geschwindigkeit, Intensität und Subtilität in der Art und Weise, wie Sie sprechen und sich bewegen, beinhaltet. Die dreiteilige Technik zum Erstellen von Hypnosebändern für Autos umfasst: Selbsthypnose-Induktion, Y-Suggestion-Zyklus-Display-Training und Awakening-Routine.

Das wird dich lehren und dir helfen, etwas über dich selbst zu lernen. Praxis der Hypnose nach Theorie. Letztendlich lernt man nur durch tatsächliches Üben, wie man etwas gut macht, und es gibt keinen Ersatz dafür, sich der realen Welt auszusetzen. Selbst wenn Sie zum Beispiel ein Buch über das Autofahren lesen, werden Sie das Thema erst beherrschen, wenn Sie tatsächlich hinter dem Steuer sitzen. Wir können das Auto nicht in eine Richtung bewegen. Geben Sie es ein, drehen Sie den Schlüssel, stellen Sie das Rad ein und verlassen Sie es. Theoretisches Wissen ist zwar hilfreich, aber nichts geht über schmutzige Hände.

Ihr Selbsthilfeband kann in drei einfachen Schritten hergestellt werden, so einfach wie das Alphabet.

A. Spielen Sie das Band ab und befolgen Sie die aufgezeichneten Ratschläge. Andere nennen es "Fokus", während andere es "Einstieg in Alpha" nennen. In diesem Kapitel werden zwei unterschiedliche Herangehensweisen an den Einstieg in die Selbsthypnose vorgestellt: (1) eine direkte und traditionelle Herangehensweise und (2) eine eher naturalistische Herangehensweise. Nach einer Weile wird sich Ihre eigene einzigartige Strategie gebildet haben. -oder werden Sie Ihre Lieblingsfunktionen der beiden zusammenführen? Der Begriff "Zugang" bezieht sich auf den Vorgang des Eintritts in die Selbsthypnose.

PHASE B: Hören Sie sich Ihr Tonband immer wieder an, um eine Reihe von optimistischen und fantasievollen Visualisierungsübungen zu wiederholen. Hier konstruierst du deine eigene Realität und erschaffst deine eigenen Wunder; Dort werden die Samen, die Sie jetzt säen, morgen Früchte tragen.

C) Beenden Sie Ihr Band, indem Sie eine „Aufwach“-Routine beschreiben. Dieser Vorgang wird von manchen als „Zurück zum Beta-Level“ bezeichnet. Sie können East Point so programmieren, dass Sie leichter einschlafen und die ganze Nacht durchschlafen können.

Lassen Sie uns nun jeden Schritt nach unten gehen.

Zunächst einmal gibt es viele Einstiegspunkte in die Selbsthypnose. Verwenden Sie Ihre eigene Methode oder wählen Sie „Enter Self-Hypnosis I“ oder „Enter Self-Hypnosis II“, wenn Sie noch keine haben.

Genau wie bei I und II verlangsamen Sie Ihre Wiedergabe um ein Drittel und speichern Sie sie. Vielleicht möchten Sie Ihr Band gleichzeitig mit der Musik aufnehmen, die Sie im Hintergrund abspielen. In dieser Form enthält das Band sowohl beruhigende Klänge als auch hilfreiche Tipps. Das Ticken einer Standuhr oder der gleichmäßige Takt eines Metronoms sind angenehme und beruhigende Geräusche.

FAHREN SIE IHRE EIGENE HYPNOSE YO

(Die Bandaufnahme beginnt)

Atmen Sie für ein paar Minuten langsam und tief. (Pause)

Halten Sie für die nächste Minute die Augen offen und schauen Sie geradeaus oder nach oben. Sie müssen Ihren Blick nicht auf etwas Bestimmtes richten; Schau lieber nach oben oder nach vorne. Ich zähle von 10 bis eins herunter und es blinkt langsam nach jeder Zahl. Schließen und öffnen Sie in Zeitlupe abwechselnd die Augen, während die Zahlen zunehmen. Zählen von zehn, neun, acht, sieben, sechs, fünf, vier, drei, zwei und eins, Y eins. Sie können sich jetzt mit geschlossenen Augen ausruhen. Lassen Sie mich die Vor- und Nachteile dieser Aktion erläutern.

Der einzige Zweck war, die Spannung in Ihren Augenlidern zu lösen. Und jetzt, vielleicht mit einer angenehmen Schläfrigkeit oder Schwere, beginnen Ihre Augenlider, die Wirkung der Entspannung zu spüren. Geben Sie sich einfach dem Gefühl hin und lassen Sie es wachsen und sich entwickeln. Entspannen Sie Ihre Augenlider vollständig und genießen Sie das Gefühl. Niemand sonst kann dies für Sie tun; es ist eine spezialisierte Fähigkeit, die Sie entwickeln müssen. Was getan werden muss, wird von Ihnen erledigt.

Es ist in Ordnung, sich die Zeit zu nehmen, die Sie brauchen, um ruhig die Augen zu schließen. Das Gefühl der Entspannung in Ihren Augenlidern kann sich auf Ihren ganzen Körper ausbreiten, wenn Sie nicht auf der Hut sind. Welche Wellen, wenn überhaupt, sind in deinem Kopf? Dies schafft die Voraussetzungen für das Gefühl der Ruhe, das sich über Ihr Gesicht ausbreitet. Versuchen Sie einfach, Ihr Gesicht zu entspannen. Wir sollten uns alle entspannen. Um deinen Geist zu beruhigen, versuche einfach zu sehen, wie deine Haare zurückgezogen werden. Der ganze Körper, von Nacken und Schultern bis zu Bizeps und Ringfingern, wird mit einer wohltuenden Massage behandelt. Das Gefühl, willkommen zu sein, ist ein wunderbares Gefühl der Entspannung, das sich von Kopf bis Fuß ausbreitet. Entspannen Sie sich für eine Sekunde; wenn alles wie geplant läuft; Sie können sich noch mehr entspannen, wenn wir hier fertig sind.

Machen Sie sich keine Sorgen um einen Wimpernschlag. Schnelle Augenbewegungen sind ein völlig normales und natürliches Phänomen in der menschlichen Erfahrung. So unangenehm wie es jetzt ist, wird es nicht für immer sein. Und in einer Sekunde mache ich einen letzten Zehn-zu-Eins-Countdown. Sie werden eine allmähliche Entspannung bemerken, wenn Sie sich diesmal die abnehmenden Zahlen anhören. Einer der besten Orte, um in Ihren eigenen natürlichen Zustand der Ruhe einzutreten, ist Nummer eins. Ich mache jetzt einen kurzen Countdown: 10, 9, 8, 7, 6, 5, 4, 3, 2 und 1.

Sie haben einen Zustand der Ruhe erreicht, der perfekt zu Ihnen passt. Und von der östlichen Ebene aus kannst du bewusst zu jeder anderen Ebene gehen. Du bist auf allen mentalen Ebenen hellwach, obwohl sich dein physisches Selbst anfühlen mag, als würde es schlafen, bist du nicht verpflichtet, etwas anzunehmen, was dir angeboten wird. Alle Entscheidungen liegen bei Ihnen. Sie sind herzlich eingeladen, in dieser Phase oder in jeder anderen Phase, die Sie für angemessen halten, Feedback zu geben. Ideen, die Ihr Unterbewusstsein aufnehmen und konstruktiv umsetzen kann; Vorschläge für Ihren Erfolg; Vorschläge, die Ihnen helfen, Ihre Ziele und Ambitionen zu erreichen.

Stellen Sie sich geistig vor, wie sich Körper und Geist wohlfühlen. Wenn du es willst, kannst du es sofort haben.

Tiefes Atmen kann dir helfen, einen friedlicheren, ruhigeren und zentrierteren Geisteszustand zu erreichen.

(Fügen Sie hier Ihren Lieblingsrhythmus ein.) Die Kapitel 8-10 enthalten die Schlüsselwörter für diesen Zyklus.

(Beginnen Sie an dieser Stelle mit der Aufnahme auf Ihrem Band)

Für den Anfang, was nett sein könnte, könnten Sie von einem ähnlichen Sie herausfinden. Wann wirst du diese Augäpfel aus ihrem Elend befreien? Du atmest langsam und tief ein und spürst dabei, wie sich dein Körper entspannt. Sie konzentrieren sich dann darauf, Ihre Atmung zu verlangsamen und Ihren Geist zu entspannen.

Beginnen wir damit, das Innere Ihres Kopfes mit der ruhigen Oberfläche eines Sees zu vergleichen. Es wurde beschrieben, dass meine Stimme wie der Wind klingt, der durch die Bäume weht, die das Ufer säumen. Obwohl auf der Oberfläche des Sees viel passiert, bleibt das Wasser ruhig und still. Wenn Sie Ihre Augen schließen, können Sie das Bild immer noch klar sehen.

Nun, das Auflösen dieses Y-Bildes, um andere zu erzeugen – wie absteigende Nagelleitern – der Y-Tee, den Sie frei absteigen sehen, kann relativ einfach durchgeführt werden. Leitern können mit einem schönen weichen Teppich bedeckt werden, der Art von Teppich, der Ihnen das Gefühl gibt, auf einer Wolke zu gehen, wenn Sie darauf stehen. Es ist möglich, dass das Geländer aus Messing oder Holz besteht. Leitern haben die Fähigkeit, Sie in ein Wohnzimmer voller tanzender, leuchtender Kristallkronleuchter zu transportieren ; Alternativ können sie Sie in ein gemütliches Schlafzimmer mit Büchern und Koffern transportieren, die im Kamin lodern. Während Sie dort sind, bleibt die Außenwelt weiterhin draußen. Sie können Zeit damit verbringen, in aller Ruhe über die Schönheit dieses Ortes nachzudenken. (Pause)

Sie können alles erreichen, was Sie sich wünschen. Du musst nicht einmal ständig auf meine Stimme hören. Es ist mir egal. Sie können mit Ihrem Verstand tun, was Sie wollen, solange er unbewusst ist, aber Ihr bewusster Verstand lässt Sie nichts von wirklicher Bedeutung tun. Sie müssen sich keine Sorgen machen, zu versuchen, zuzuhören, was ich zu sagen habe, da Ihr Unterbewusstsein mit einem neuen Bewusstsein zuhören und auf alles auf die gleiche Weise reagieren wird.

Sie können besser darin werden, die Empfindungen zu erkennen, die mit innerer Ruhe einhergehen. Sie haben die Möglichkeit, eine leichte, mittlere oder tiefe Entspannung zu erleben; Es liegt an Ihnen, diejenige zu wählen, die am besten zu Ihnen passt. Sie können das Gefühl haben, dass Ihr Körper schwer oder leicht ist, oder Sie fühlen sich, als würden Sie schlafen und spüren keine Empfindung. Es hat die Fähigkeit zu schweben, zu sinken oder sich daran zu erfreuen. Sie können tun, was Sie für richtig halten. An diesem Punkt bin ich mir bewusst, dass Ihr Körper begonnen hat einzuschlafen, obwohl Ihr Geist wach zu sein scheint. Nein, du solltest dir darüber keine Sorgen machen.

Ist dies eine Gelegenheit, das Lernen von Y durch Erfahrung zu erweitern? Sie können natürlich ziemlich tief tauchen und trotzdem sicher sein. Ihr

Unterbewusstsein ist wach; Sie können hören, was Sie brauchen, und angemessen reagieren; er ist jetzt wacher. Ihr innerer Geist ist in Alarmbereitschaft.

Ja, es gibt eine Zehn-zu-Eins-Geschichte, in der Sie tiefer gehen können - mehr in perfekter Harmonie - stellen Sie sich vor, Sie gehen eine Treppe oder einen Aufzug hinunter, entweder mit elektrischen Nagelleitern - welches ansprechende Bild Sie verwenden möchten. Dadurch können Sie tiefer gehen.

Und wenn ich von zwanzig bis eins herunterzähle, können Sie doppelt so tief gehen und trotzdem ein angenehmes und angenehmes Gefühl genießen - jedes Gefühl, das Sie wollen. Zwanzig, achtzehn, achtzehn, siebzehn, sechzehn, fünfzehn, vierzehn, dreizehn, zwölf, elf ... zehn, neun, acht, sieben, sechs, fünf, vier, drei, zwei, eins.

Atmen Sie langsam und tief ein und bleiben Sie still, während Sie sich entspannen. es wird Ihnen helfen, noch weiter zu gehen. Wenn Sie sich an die Bequemlichkeit gewöhnen, werden Sie feststellen, dass die Bedeutung meiner Worte abnehmen wird. Sie können sich in einer fröhlichen und fröhlichen Umgebung entspannen, die ideal ist, um Ihre abgetragenen Kleider zurückzulassen.

(Fügen Sie nun den Zyklus ein, der Ihren Bedürfnissen am besten entspricht. In den Kapiteln acht bis zehn finden Sie die Wörter, die für diesen Zyklus ausgewählt wurden.

SCHRITT B: Die Zyklen im East-Buch sind für ein komplettes Gehirntraining gedacht, das viele positive Ideen enthält (Übungen, die auf die linke Gehirnhälfte abzielen), sowie Übungen, die sich auf die kreative Nutzung von Energie konzentrieren. Vorstellungskraft (rechte Gehirnhälfte). Nachdem Sie die Zyklen durchlaufen haben, müssen Sie herausfinden, mit welchem von ihnen Sie zuerst arbeiten möchten. In den nächsten drei Kapiteln stehen insgesamt 31 verschiedene Zyklen zur Auswahl.

Unmittelbar nach Abschluss der Aufzeichnung „Einstieg in die Selbsthypnose I und II" wird die Wiedergabe des Zyklusbandes Ihrer Wahl (siehe Kapitel acht und zehn) fortgesetzt. Dies geschieht direkt vom Buch auf die Kassette. Ihr komplettes Band könnte durch den Rhythmus, dem Sie folgen möchten, und den Zyklus, den Sie auswählen, bestimmt werden. Es kann bis zu einer halben Stunde dauern. Verwenden Sie diesen oder den anderen Streifen täglich für einen ganzen Monat.

Jeder Zeitpunkt ist ein guter Zeitpunkt, um an der Verwirklichung zu arbeiten. Es ist möglich, es sofort zu erleben oder bis später zu warten. Es können ein paar Tage vergehen, bevor man irgendwelche Veränderungen bemerkt, während ein paar Wochen zu deutlicheren Veränderungen führen werden. Einige Leute reagieren schnell auf die Nachricht auf Ihrem Band, während andere langsam und nachdenklich reagieren; In jedem Fall entwickeln und reifen sie im Laufe des Tages Schritt für Schritt.

Sie werden Ihre Entschlossenheit stärken, die Herstellung Ihres Bandes zu vollenden, und Sie werden es weiterhin regelmäßig tragen. Du bist es dir selbst schuldig, deiner neuen Welt eine Chance zu geben. Spüre es, grabe tief in dir selbst und verbinde dich damit. Tragen Sie sich auf eine Weise, die mit Ihrer neuen Identität übereinstimmt. Zeigen Sie der Welt Ihr neues Ich, indem Sie die Art und Weise ändern, wie Sie denken, sagen, handeln und leben; das ist die neue realität.

Sie werden feststellen, dass ein Teil des Textes in den nächsten Kapiteln, die wir über Zyklen studieren, in der ersten Person geschrieben ist. Zum Beispiel: „Ich gebe mir die Fähigkeit zu verstehen, dass Fülle etwas Positives ist und ich es verdiene." In anderen Zyklen stehen die Sätze in der zweiten Person und sagen Dinge wie „Du kannst machen, was du willst". Es gibt Zyklen, die die erste Person und die zweite Person kombinieren. Bestimmen Sie, welche Strategie Ihnen am besten dient, und passen Sie dann den Zyklus entsprechend an. Ja, vorausgesetzt, es steht Ihnen frei, jeden Teil oder Zyklus der Vereinbarung gemäß Ihren Entscheidungen, Ihren persönlichen Bedürfnissen oder anderen von Ihnen definierten Anforderungen zu ändern oder anzupassen. Sie können Ideen haben, aber Sie müssen daran denken, sie optimistisch und konkret zu halten. Im Laufe der Zeit werden Sie Ihre eigenen Zyklen, Ideen für den Einstieg in die Automotive Hypnose Y und Verfahren erstellen und schreiben. Dieser Prozess wird schrittweise erfolgen. Aufwachen.

Wenn der Zyklus abgeschlossen ist, fahren Sie mit dem Übungs- oder Weckvorgang fort, der auf Ihrem Band aufgezeichnet wurde. Da Selbsthypnose nicht dasselbe ist wie Schlafen, wacht man nicht davon auf. Der Prozess der täglichen Rückkehr zum Beta-Bewusstsein lässt sich jedoch einfacher mit dem Begriff „Erwachen“ erklären. Was ist Ihnen während der Selbsthypnose-Sitzung vollkommen bewusst, das Sie automatisch aufwachen lassen würde? Dies ist eigentlich eine dringende Situation, die Ihre sofortige Aufmerksamkeit erfordert. Durch den langwierigen Prozess des Wegzählens, der in Verbindung mit entsprechenden Empfehlungen

(Am Ende des Zyklus fahren Sie mit der Wiedergabe Ihres Bandes fort).

Alles, was Sie heute erreicht haben, kann von Ihrem Bewusstsein vergessen oder nach Belieben abgerufen werden. Ihr Unterbewusstsein wird es jedoch nie vergessen. Diese wohltuende Aktivität ist bereits das Ergebnis dieser Empfehlungen und Vorstellungen. Den Vorteil – und den Erfolg – können sie sich jederzeit verschaffen. Kann entweder sofort mit dir zurückkommen oder abwarten, was passiert. Und wenn Sie zurückkommen, werden Sie in bester Verfassung sein. Aber stellen Sie sicher, dass Sie zuerst die Rechnung begleichen, damit Sie mit einem sauberen Kopf zurückkehren können. Sie werden hellwach, revitalisiert und ekstatisch sein.

Eins, zwei, wach langsam auf; drei, vier, wach jetzt auf; fünf, sechs, spüre, wie der Kreislauf wieder ins Gleichgewicht kommt; sechs, sieben, acht erweckt Ihr volles Potenzial in perfekter Balance und Normalisierung durch Ihr gesamtes Wesen; neun, zehn, öffne deine Augen; hellwach und Gefühl g; zehn, eins, zwei, drei, vier, fünf, sechs, sieben, acht, neun, zehn; öffne deine Augen; hellwach und Gefühl g; zehn, eins, zwei, drei, vier

Sie sind wirklich schlau, ein Band zu verwenden (um all das Y aufzunehmen).

Da Selbsthypnose so beruhigend ist, wird empfohlen, dass Sie sich Ihr Tonband vor dem Schlafengehen anhören. Das Unterbewusstsein ist wie ein Schwamm, der ständig neue Informationen aufnimmt. Wenn Sie jedoch eine aktive Rolle in Ihrer Tape-Sitzung übernehmen möchten, setzen Sie sich bitte auf einen Stuhl oder legen Sie sich auf das Y-Bett, bis die Sitzung beendet ist.

Es kann auch sein, dass Sie Gedankenwandern erleben, während Sie Ihr Band hören. Da Ihr Bewusstsein während dieser Zeit nicht mit entscheidenden Aufgaben beschäftigt ist, ist dies völlig normal und natürlich. Daher sollten Sie Ihr Klebeband nicht beim Fahren oder Arbeiten mit potenziell gefährlichen Maschinen verwenden.

Es wird empfohlen, die Wecktechnik wegzulassen, wenn Sie beabsichtigen, das Tape nur zum Schlafen zu verwenden, aber es gibt hilfreiche Tipps für die Etablierung einer regelmäßigen Schlafroutine. Anstatt sich auf Medikamente zu verlassen, haben viele Menschen festgestellt, dass dies eine effektive Methode ist, um nachts einzuschlafen.

SCHRITTE VOR DEM ZUBEHEN GEHEN

(Nach dem Zyklus, während des Erwachensprozesses, setzen Sie Ihr Band hier fort.) Nachdem Sie ihm (was ich weiß) ein paar Momente des Nachdenkens gegeben haben, sollten Sie feststellen, dass Ihr Geist beginnt, sich in eine angenehme Richtung zu bewegen. Können Sie fühlen oder sehen, wie Sie in den erholsamen Schlaf eintreten, der typisch und natürlich für eine gute Nachtruhe ist? Sich in einen Zustand des Loslassens zu entspannen, kann wie Wellenreiten sein; Wenn Sie es in Ihrem eigenen Tempo tun, wird dies zu allgemeiner körperlicher, geistiger und geistiger Gesundheit führen. Der Klang der eigenen Stimme könnte als sanfte Erinnerung dienen, aufzustehen und jeden Morgen pünktlich, erfrischt und zufrieden aufzustehen. Entspannen Sie sich, Sie sind an der richtigen Stelle; Und wir sind am richtigen Ort. Wenn Sie schlafen, haben Sie dieselben wiederkehrenden Träume?

Sie können am Ende einer Kassettenseite einen „Aufwachvorgang“ aufzeichnen, um ihn zu Beginn des Tages abzuspielen (Sie haben gestern Abend eine Kassette verwendet, und sie endete mit einem Y, also ist das schlau). Dokumentieren Sie später die Rückseite mit demselben Zyklus, aber mit dem

Verwenden Sie diese Seite vor dem Schlafengehen, die lautet: "Die Technik zum Eintreten in den Nachtschlaf".

Es wird immer Leute geben, die sich darüber beschweren, wie deine Stimme auf dem Band rüberkommt. Es sollte beachtet werden, dass die Fähigkeit des Individuums, seine eigene Sprache zu hören, teilweise durch die Knochen erleichtert wird, die vom Kiefer zum Ohr wandern. Nur in einem Kassettenspieler können Sie Ihre Stimme so hören, wie andere es tun, wenn sie zuhören. Durch Üben und die Verwendung eines Aufnahmegeräts können Sie möglicherweise den Ton, die Lautstärke und den Rhythmus Ihrer Stimme verbessern. Es ist möglich, Ihre eigene Stimme zu hören und sie auf die gleiche Weise wie andere zu modifizieren.

Verglichen mit der Rendite, die Sie daraus erhalten, sind die Kosten für ein Tonbandgerät vernachlässigbar. Wenn Sie Ihren gewählten Zyklus als Ihre tägliche Meditation verwenden möchten, aber kein Rekorder vorhanden ist, lesen Sie ihn laut vor. Aber wenn ein Tonbandgerät angeschafft werden kann, auch nur vorübergehend, wäre das ideal. Wie wäre es, wenn Sie es Ihren Familienmitgliedern oder Freunden beibringen, nachdem Sie selbst unterhaltsame Programmierkassetten erstellt haben? Welche Botschaft senden sie genau auf ihren eigenen Bändern? „Hilf den Menschen, einander zu helfen, sich selbst zu helfen.

Es wurde gesagt, dass es besser ist, eine Kerze anzuzünden, als die Nacht zu verfluchen. Die 31 Zyklen, die in den nächsten drei Kapiteln detailliert beschrieben werden, sind wie 31 Fackeln, die hell auf Ihrem

Lebensweg leuchten werden. Lesen Sie die Iterationen und wählen Sie einen Ausgangspunkt für ein Projekt. Wenn Ihr Arzt Ihnen empfiehlt, mit dem Rauchen aufzuhören, Sie aber noch nicht bereit sind, die Umstellung vorzunehmen, sollten Sie sich nicht dazu zwingen . Beginnen Sie mit einem Zyklus von „Liebe anziehen“, „Selbstgesundheit und andere Dinge, die Sie wirklich tun möchten“ oder „Psychische Fähigkeiten entwickeln“.

Jeder der 31 Zyklen ist einzigartig. Format Y dh Format Y, aber in einem anderen Ton. Viele Dinge, die wir täglich verwenden, wurden zuerst von Experten entwickelt, andere begannen als alltägliche Vorschläge, die seitdem von Experten verfeinert wurden. Viele Gedichte haben diese Struktur, und sie taucht oft auf. (Die Kadenz des Gedichts schwingt stark mit dem Unbewussten des Geistes; zum Beispiel scheinen die Verse und Symbole die Sprache des Unbewussten zu sein.) Viele verschiedene Zyklen werden vorgestellt, damit Sie sich von ihnen inspirieren lassen können, während Sie Ihren eigenen erstellen. Vor jedem Zyklus wird eine kurze Einführung gegeben.

Die Zyklen des täglichen Lebens und der Reifung werden in Kapitel acht beschrieben. Diese Zyklen sind hilfreiche Werkzeuge, die das Y Success Team täglich einsetzt, um Menschen beim Erreichen ihrer Ziele zu unterstützen.

Um Ihr Gesundheits-Y-Erscheinungsbild zu verbessern, müssen Sie Kapitel Neun lesen, das eine Reihe von Zyklen für die Überwachung des Personals umreißt. Bessere Straßen für Autos kommen der öffentlichen Gesundheit zugute, indem sie der Entwicklung ungesunder Routinen und Ansichten entgegenwirken. Die Erscheinungsverbesserungs- und Stressabbauzyklen anderer solcher Programmierer wurden für einen ähnlichen Zweck geschaffen. Alle diese Iterationen sind eine Wette auf Ihre Zukunft.

Der Zweck der Zyklen von Kapitel 10 ist der Zugang zu einer höheren Bewusstseinsebene. Um das spirituelle Y-Verständnis zu vertiefen, wurden diese speziellen Zyklen geschaffen. Indem man in die Tiefen des Lebens eintaucht und seine verborgenen Geheimnisse entdeckt, kann man den Horizont seines Bewusstseins erweitern und sich freier mit den Strömungen der Existenz bewegen. Obwohl diese Zyklen Sie nicht über Nacht zur Perfektion bringen werden, bringen sie Sie der Erfahrung der vollen menschlichen Erfahrung näher.

KAPITEL 8
BIOLOGISCHE UHREN LEBENS- UND ENTWICKLUNGSZYKLEN
1: VORBEREITUNG AUF DEN ÜBERGANG

Sie sagten, dass dieser East-Buchzyklus einer der größten ist, an dem er gearbeitet hat, und das kommt von vielen Leuten. Das Durchbrechen der Wurzel oder der Anfang ist die Essenz der Veränderung, und hier kommt die positive Programmierung ins Spiel. Der Tod ist vielleicht der einzige Zeitpunkt, an dem echte Veränderungen beginnen, aber das ist nur eine Vermutung.

Eine Frau, die die verschiedenen Zyklen und Tonbänder benutzt hatte, schrieb mir: „Das Wichtigste, was mir einfällt, ist der Zyklus „Vorbereitung auf Veränderung". Nachdem ich die Selbsthypnose praktiziert habe, glaube ich, dass der Zyklus der Veränderung eingesetzt werden sollte, um den Prozess einzuleiten. East Sie werden dem Spiel im Leben voraus sein, wenn Sie Ihren Geist frei machen können, um die Unvermeidlichkeit von Veränderungen zu akzeptieren und damit zu arbeiten. Die Perspektiven der Menschen ändern sich, wenn sie erkennen, dass Veränderungen unvermeidlich sind, wie auch immer sie aussehen. Es besteht kein Zweifel, dass es hilft, Spannungen abzubauen. Der grundlegende Vorteil der Arbeit mit dem Kreislauf der Veränderung besteht darin, dass er dabei hilft, Stress in unserem gesamten Wesen abzubauen.

Manipulationen lassen sich nicht vermeiden. Der Zyklus ist wachstumsorientiert und kann Ihnen helfen, sich auf die Herausforderungen des Lebens vorzubereiten. Es besteht kein Zweifel, dass der östliche Zyklus ein guter Ausgangspunkt ist, um sich weniger als Opfer und mehr als aktiver Teilnehmer an den Höhen und Tiefen des Lebens zu fühlen.

BEREITE DICH AUF DEN ÜBERGANG VOR

(Halten Sie das Band nicht an!)

Ich möchte einige Anpassungen vornehmen, wie ich mich körperlich, geistig, spirituell und emotional fühle. Ich bin bereit, die allgegenwärtige Transformation des Lebens anzunehmen und meinen Entwicklungsansatz in jeder Hinsicht neu zu verdrahten.

Während ich mich auf diesen andauernden Veränderungsprozess vorbereite, werde ich daran denken, dass YI frühere Änderungen überprüfen wird. YI wird feststellen, dass jede Änderung eine Gelegenheit war, zu wachsen und zu lernen. Wenn ich mehr über die Geschichte erfahre, erwarte ich zu dem Schluss zu kommen, dass die dramatischsten Veränderungen oft die fruchtbarsten für meine Entwicklung als Person waren.

Und indem ich mich mit den Gefühlen der Menschen auseinandergesetzt habe, habe ich gelernt, dass es in der Vergangenheit möglich war, das Gefühl zu haben, ich würde mich verändern. Doch hier bin ich derjenige, der Transformation aktiv vorantreibt. Jetzt, da Sie Zeit hatten, sich auf die Änderung vorzubereiten, bin ich bereit, sie umzusetzen. Ich werde in der Lage sein, es zum Laufen zu bringen. Ich beabsichtige, den bevorstehenden Übergang mit einer optimistischen und praktischen Perspektive anzugehen, in dem Wissen, dass er die Art von Wachstum mit sich bringen wird, die für mich sowohl notwendig als auch lohnend ist.

Ich verstehe, dass sich die kontinuierliche automatische Verbesserung ändern muss. Analog dazu stelle ich mir ein Haus vor, das vernachlässigt wurde und dem Verfall preisgegeben wurde. Jetzt kann ich das Gebiet hier in der Nähe inspizieren und selbst sehen, ob es tatsächlich vorangeschritten ist oder nicht und ob es sich tatsächlich getrennt hat oder nicht. Oder sogar ein Land oder eine Metropole, die ankommt, um nichts anderes zu tun, als gleich zu bleiben. Diese Umwandlung erfolgt in Zyklen, die Axone, Jahrhunderte und sogar Jahreszeiten umfassen. Viele Menschen fühlen sich manchmal von der „Mitte des Planeten“ entfernt. Vor der Transformation kann man sich nirgendwo verstecken. Daher kann ich zuversichtlich weitermachen. Um mich auf die Zukunft vorzubereiten und Veränderungen anzunehmen, werde ich das tun.

Das Leben eines jeden Menschen sollte sich so sicher ändern, wie die Nacht dem Morgen weicht. Die Zukunft, die ich für mich selbst gestalte, hängt von den Entscheidungen ab, die ich jetzt treffe. Vielleicht haben wir eine Kindheit geteilt. Meine Hoffnungen, Träume und Bestrebungen in ein zusammenhängendes Bild zu packen, hilft mir, meinen Weg zur Selbstverbesserung und Selbstliebe zu visualisieren. Das passende Bild wird sich präsentieren und ich werde mich darauf konzentrieren.

Meine größte und dynamischste Stärke ist meine Fähigkeit, das größere Y und tiefgreifende Veränderungen zu entdecken und darin zu gedeihen.

Ich ließ die Last der schlechten Gefühle los. Ich kann Menschen und Situationen aus meiner Vergangenheit einschätzen, weil sie einen so automatischen Einfluss auf meine Gegenwart haben. Ich ließ die Schuld und die Scham los, die ich wegen der von mir gezahlten Y-Steuer empfand. Ich bin besser und optimistischer in Bezug auf mich selbst, nachdem ich denen vergeben und sie gesegnet habe, die mir Unrecht getan haben. In die Samen, die ich säe, habe ich vollkommenes Vertrauen. Die Saat, die ich jeden Morgen pflanze, trägt schließlich Früchte in Form meiner Ideen, meiner Projekte, meiner Worte, meines Handelns und meiner Kontakte.

Ich bin bereit für die freudvolle Herausforderung, positive Veränderungen in meinem Leben vorzunehmen, und ich beabsichtige, dies zu tun, indem ich mich um meine körperliche Gesundheit kümmere, eine positivere Beziehung zu meinen Gefühlen pflege und die gute Stimmung, die ich fühle, großzügig mit anderen um mich herum verbreite . Hier, jetzt, in der ewigen Gegenwart, füge ich der Reihe der Optimisten eine weitere Person hinzu.

Diejenigen, die in der Vergangenheit über mich gewacht haben, stehen auf meiner Segensliste, ebenso wie diejenigen, die in Zukunft Teil meines Lebens sein werden. Damit die Freude von Y wächst, ist es notwendig, dass Y täglich mit Segen überschüttet wird.

Während ich die Lebensphasen durchlaufe, werde ich ein ausgeglichenerer und liebenswerter Mensch. Pass gut auf mich auf, während ich wachse, und ich verspreche, dasselbe für dich zu tun.

Ich werde meine Entschlossenheit stärken, mich zu verbessern und meine Ziele zu erreichen. Ich habe eine neue Routine entwickelt, Transformation in allen Bereichen meiner Existenz willkommen zu heißen.

Ich begrüße diese Änderung, weil sie mir eine saubere Weste gibt, auf der ich große Veränderungen vornehmen kann. Ich bin dankbar für all die guten Dinge, die mir, anderen um mich herum und Y a durch mich widerfahren sind.

Da ich weiß, dass die einzige Konstante im Leben die Veränderung ist, freue ich mich auf all die wunderbaren neuen Erfahrungen, die Sie mitbringen werden.

Was ich sein kann, werde ich.

(Beenden Sie Ihr Band, indem Sie den Weckvorgang beschreiben.)

VERBESSERUNG JA GLEICHE SICHERHEIT

Haben Sie beobachtet, dass einige Menschen großen Erfolg und Zufriedenheit haben, während andere mächtig kämpfen und wenig erreichen? Was genau machen sie dann? Haben Sie sich jemals gefragt, warum manche Leute den Midas-Touch zu haben scheinen, während andere trotz einer anständigen Bildung und viel Geld ständig streiten? Was unterscheidet die Besten von denen, die scheinbar immer bekommen, was sie wollen? Das hier, „Das ist der entscheidende Vorteil – deine innere Stärke und Sicherheit.

Verbringen Sie Zeit damit, beide Personengruppen genau zu beobachten. Denke ernsthaft darüber nach, was er zu sagen hat. Diejenigen, die darauf warten, dass sich ihr Glück ändert, sind im Allgemeinen wertlos. Sie klagen die ganze Zeit über Fehler. Dies kann eine zu vereinfachte Einschätzung sein. Das Studium der menschlichen Natur scheint diese Gewissheit zu offenbaren.

Sind Sie zuversichtlich zu sagen, dass Sie eine erfolgreiche Person sind, die niemals scheitern wird? Vielleicht nicht, aber eher nicht. Wer kennst du, der immer über seinen Erfolg spricht, obwohl er bei allem, was er versucht, zu scheitern scheint? Auch hier ist die Antwort wahrscheinlich nein. Erfolg ist etwas, das Sie erreichen, indem Sie jedes Mal, wenn Sie darüber nachdenken, an dem Ziel ankommen, das Sie sich vorstellen. Wenn Sie tun, was Sie sagen, werden Sie es erreichen.

Die rudimentären Bausteine des Vertrauens sind bereits in dir. Der östliche Zyklus kultiviert diese Samen, damit sie reifen und Früchte tragen können. Sie werden nicht nur Ihre Ängste und Unsicherheiten überwinden können, sondern auch verstehen, wie Ihr Körper auf Stress, Sorgen und Unbehagen reagiert. Am wichtigsten ist, dass Sie den Menschen zeigen, wie sie das Adrenalin ihres Körpers in gerichtete Energie umwandeln können.

„Eines der ungeschriebenen Gesetze des Universums lautet: „Du bekommst, was du erwartest, was du willst und was du erwartest." Du kannst in diesem Lebenszyklus viel erreichen, wenn du jetzt ein wenig Arbeit hineinsteckst.

AUFBAU VON SELBSTBEWUSSTSEIN IM AUTOMOBIL DURCH ÜBUNGSZYKLEN

(Halten Sie das Band nicht an!)

Es gibt eine Vorschau, wer gewonnen werden kann. Auf diese Weise kannst du viel über dich selbst und darüber lernen, was du vom Leben willst, einschließlich der Tatsache, dass du nicht jemand sein musst, der du nicht sein willst. Zu entdecken, wozu Sie fähig sind, können Sie in Ihrem eigenen Tempo tun.

Das Vertrauen zu gewinnen, sich auf sich selbst zu verlassen, ist etwas, das Sie lernen können. Lassen Sie sich von Ihrem Unterbewusstsein zur richtigen Zeit zum richtigen Handeln führen, indem Sie die perfekte Menge Tee trinken.

Sie können sich entspannen, wenn Sie wissen, dass das, was Sie fühlen, tatsächlich Adrenalin ist, obwohl es sich wie Nervosität anfühlen kann. Adrenalin ist ein Hormon, das dein Körper freisetzt, wenn du unter Druck stehst, und es kann dir helfen, mit Stresssituationen umzugehen. Das Adrenalin sorgt dafür, dass die Situation unter Kontrolle bleibt, was gut für die Energie Ihres Körpers ist.

Diese Vitalität kann sich bei verschiedenen Menschen auf unterschiedliche Weise manifestieren. In Wirklichkeit ist das, was Sie fühlen, möglicherweise nur Energie, und Sie können diese Energie in jede nützliche Richtung lenken, indem Sie Ihre Perspektive ändern.

Es ist natürlich, sich zu fragen, ob sich unsere Bemühungen auszahlen werden, aber seien Sie versichert, dass Ihr Unterbewusstsein bereits weiß, dass wir es schaffen können.

Lernen Sie, die Signale Ihres Körpers zu entschlüsseln und darauf zu reagieren. Und je mehr Sie sich mit Ihrem physischen Selbst in Einklang bringen, desto aktiver werden Sie Ihre angeborene Fähigkeit nutzen, um jede angenehme Emotion in Ihnen zu erzeugen.

Das mentale Wiederholen der Sätze „Selbstvertrauen" so oft du möchtest, wird deinen Geist trainieren, damit er dir hilft, all deine Ziele zu erreichen und dich sicherer in deinen Fähigkeiten zu fühlen, aggressiv zu sein.

Indem Sie Ihre Atmung verlangsamen, können Sie ein Bild von sich schaffen, in dem Sie sich entspannt, aber vollständig präsent fühlen, selbstbewusst sprechen und handeln und wissen, wovon Sie sprechen.

Sie können elektrische Energie spüren, die vom Tee ausgeht; Es ist die Art und Weise, wie Ihr Gehirn Ihnen sagt, dass Ihr Adrenalinspiegel unter Kontrolle ist und dass Sie alles haben, was Sie brauchen, um Ihre Ziele zu erreichen.

Sie träumen Tagträume, und Sie hören und sehen sich selbst sagen: „Ich bin ein Gewinner.

Manche Leute würden sich einfach zurücklehnen und darauf warten, dass etwas passiert, aber ich als Gewinner, der ich bin, bin bereit, mich dafür einzusetzen, dass es passiert.

In meinem Kopf kann ich mir klar vorstellen, dass ich in Frieden bin und die Kontrolle habe.

Ich versuche mir das vorzustellen, dieses Symbol der Stärke in mir.

Realität ist ein Konstrukt meines Geistes, basierend auf meinen Erinnerungen, und Y ist die Realität, die ich gerade in meinem Kopf konstruiere. Ich glaube Y, und ich kann X bereits sehen, dass es vollbracht wurde, und ich kann fast spüren, wie Y, X und X geschehen.

Wenn ich die Zeit und Mühe investiere, passieren am Ende gute Dinge für mich.

Wenn ich ein bisschen warte, bin ich noch besser in Form.

Ich baute eine Praxis des Selbstvertrauens auf, die mir half, selbstbewusst zu sprechen und zu handeln.

Jeden Tag durchforste ich das Internet nach Ideen, wie ich einen positiven Beitrag leisten könnte.

Es ist mir wichtig, Lob zu geben, wo es angebracht ist, deshalb suche ich aktiv nach positiven Gründen, um andere zu loben, insbesondere mich selbst.

Meine Ideale und Ambitionen stehen auf einem Zettel, den ich immer bei mir trage. Klar definierte Ziele dienen als Bausteine, auf denen ich meine neue Existenz aufbauen kann. Eine Reihe von Zielen zu haben ist wie eine Roadmap, die mir den Weg zu meinem Ziel zeigt.

Die Dinge, die ich will und an die ich glaube, geben mir die Oberhand.

Welcher Routine sollte ich folgen, um meine Ziele und die positiven Schritte, die ich unternommen habe, um sie zu erreichen, zu bekräftigen? Dank meiner Beharrlichkeit verspüre ich ein neues Gefühl von Stolz und Zufriedenheit mit meinen Fortschritten und Leistungen. Nachdem ich erreicht habe, was ich habe, ist es ziemlich aufregend. Wow, das ist lohnend.

(Füllen Sie den Rest Ihres Bandes mit der Aufweckprozedur)

GEISTIGE STRUKTUR X FOKUS

Die Dinge, die ich weiß, scheinen aus deinem Kopf zu kommen.

Du merkst, dass deine Gedanken abschweifen und du hast Probleme, konzentriert zu bleiben? Fällt es Ihnen schwer, sich auf eine einzelne Aufgabe zu konzentrieren? Manchen Menschen fällt es schwer, sich zu konzentrieren, und je schwerer es ist, desto frustrierender wird es. Indem Sie Ihren Geist darauf trainieren, sich nur darauf zu konzentrieren, wo Sie es möchten, können Sie dieses Muster mit diesem Zyklus ändern.

Schüler könnten stark von Selbsthypnose profitieren, um Gedächtnis und Konzentration zu verbessern. Sie können die Zeit bis zum Erreichen Ihrer Bildungsziele verkürzen. (Wir verwenden den Begriff "Zeitverzerrung", um auf diese scheinbare Zeitverkürzung hinzuweisen). Verbessern Sie ihre Punktzahl, indem Sie klüger lernen und sich mehr an das erinnern, was sie gelernt haben. Sie sind in der Lage, schnell und mühelos jede Fremdsprache mit östlicher Technik zu lernen, einschließlich der Sprachen, die ich beherrsche. Selbsthypnose wird nicht nur von Studenten, sondern auch von Geschäftsleuten genutzt, die häufig ins Ausland reisen. Eine fantastische Ressource für Fremdsprachenstudenten. Vielleicht könntest du es auch versuchen. Zur Erklärung wie:

Sie können Sprachlernaufzeichnungen und Kassetten aus einer Bibliothek kaufen oder ausleihen, um Ihnen beim Erlernen einer neuen Sprache zu helfen. Ihr Nutzen aus der Kassette erhöht sich, wenn Sie sie in einem Zustand der Selbsthypnose anhören, was Sie erreichen können, indem Sie die Aufnahme wiederholt abspielen. Fahren Sie mit Ihren Gedanken in der Record Y-Anweisung fort, um Daten zu speichern, bis es Zeit ist, sie abzurufen. Wenn Sie in vielen Jahren in einem fremden Land leben, werden die Wörter, die Sie gelernt haben, immer noch für Sie da sein.

Die regelmäßige Anwendung dieses Modells hilft, die kognitiven Fähigkeiten zu steigern, einschließlich Gedächtnis und Konzentration. Sie werden eine großartige Zeit haben, Ihren Geist herauszufordern, tiefer und kreativer zu denken, und die Ergebnisse sind es wert. Lassen Sie sich zu diesem Zeitpunkt nicht davon ablenken, diese Schleife abzuschließen.

UHRWERKZYKLUS VON KONZENTRATION UND GEDÄCHTNIS

(Spiel den Rest deiner Band)

Die Studien- und Lernzeit kann je nach Klima verkürzt oder verlängert werden.

Man kann entweder in kurzer Zeit viel lernen oder viel Zeit damit verbringen, wenig zu lernen.

Sie müssen Prioritäten setzen, wie viel und wie schnell Sie X und Y lernen möchten.

Wenn es um das Bezahlen der Rechnungen geht, reicht manchmal unbewusstes Lernen aus.

Sie können in kurzer Zeit viele Informationen sammeln.

Sie können neue Dinge lernen und jederzeit abrufen.

Mit all diesen Methoden können Geräusche aufgenommen, Videos gebrannt, Texte gespeichert und Empfindungen festgehalten werden.

Sie können Ihre persönlichen Erfahrungen festhalten. Sie können „hören", was Sie „visuell" sehen, und umgekehrt. Eine Möglichkeit, um zu wissen, dass Sie zuhören, besteht darin, es zu „fühlen".

Was auch immer Sie lernen, Sie können es vielleicht selbst „fühlen".

Sich daran zu erinnern, ist im Moment nicht entscheidend, aber Sie sollten es zur Kenntnis nehmen, da es später entscheidend sein wird.

Sie haben diese Informationen irgendwo in Ihrem Kopf gespeichert.

Beim Lernen stelle ich mir meine inneren Gedanken wie eine Kamera vor und kann mir ruhig sagen: „Das habe ich. Ich kann mich an jedes Detail dessen erinnern, was ich beobachte.

Wenn ich lese, mache ich mir Notizen in meinem Kopf. Während ich lese, was ich höre, was ich sehe und was ich fühle

Wie ein Tonbandgerät speichert mein Verstand alles, was ich höre.

Es ist, als wäre mein Gehirn eine Videokamera. Ich halte alles fest, was ich erlebe.

Das ist alles, woran ich bei Y-Plattenläden denken kann

Video und Audio werden aufgezeichnet und später wiedergegeben. Verbringen Sie Stunden damit, alles auszuprobieren, was schief gehen könnte, oder nur ein paar Minuten, um die Grundlagen zu lernen.

Sie müssen Prioritäten setzen, wie viel und wie schnell Sie X und Y lernen möchten.

Wenn es um das Bezahlen der Rechnungen geht, reicht manchmal unbewusstes Lernen aus.

Sie können in kurzer Zeit viele Informationen sammeln.

Sie können neue Dinge lernen und jederzeit abrufen.

Mit all diesen Methoden können Geräusche aufgenommen, Videos gebrannt, Texte gespeichert und Empfindungen festgehalten werden.

Sie können Ihre persönlichen Erfahrungen festhalten. Sie könnten "visualisieren", was Sie lesen

Was man sieht, kann man auch hören. Eine Möglichkeit, um zu wissen, dass Sie zuhören, besteht darin, es zu „fühlen".

Was auch immer Sie lernen, Sie können es vielleicht selbst „fühlen".

Sich daran zu erinnern, ist im Moment nicht entscheidend, aber Sie sollten es zur Kenntnis nehmen, da es später entscheidend sein wird.

Sie haben diese Informationen irgendwo in Ihrem Kopf gespeichert.

Beim Lernen stelle ich mir meine inneren Gedanken wie eine Kamera vor und kann mir ruhig sagen: „Das habe ich. Ich kann mich an jedes Detail dessen erinnern, was ich beobachte.

Wenn ich lese, mache ich mir Notizen in meinem Kopf. Während ich lese, was ich höre, was ich sehe und was ich fühle

Wie ein Tonbandgerät speichert mein Verstand alles, was ich höre.

Es ist, als wäre mein Gehirn eine Videokamera. Ich halte alles fest, was ich erlebe.

Meine Gedanken sind bei den Einzelhandelsgeschäften der Marke Y

Video und Audio werden aufgezeichnet und später wiedergegeben. Spielen Sie mit allem, was auftaucht.

JA, ICH MACHE EINE KOPIE.

Wenn ich etwas aus meiner Erinnerung abrufen muss, kann ich das.

Ich habe mein Gedächtnis ist unvergleichlich.

Weil ich meine Aufmerksamkeit auf das lenken kann, was ich will, wann ich will, sind Lernen und Erinnern zwei einfache Dinge für mich.

Je länger ich mich konzentrieren kann, desto mehr profitiert mein Geist. Das Gedächtnis ist ein Muskel, der durch Anwendung und Studium gestärkt werden kann.

Ich kann Informationen schnell und genau verarbeiten und kann mir relevante Details merken.

Sofortiger Zugriff auf Y-Speicher; sogar zu Langzeitdaten.

Dank meines Gedächtnisses und meiner Konzentration kann ich in vielen Bereichen meines Lebens erfolgreicher, kreativer und produktiver sein.

Kann ich mentale Programmierung verwenden, um meinem Verstand zu ermöglichen, Gedanken, Daten und Informationen für eine spätere Verwendung dauerhaft zu speichern und abzurufen?

Die Daten, für die ich programmiere, werden dynamischer, nützlicher und aussagekräftiger, wenn ich meine eigene subjektive Perspektive einbringe.

Der äußere Geist in Ruhe Kann ich diese Information bekommen und sie tragen.

Was er gelernt und verinnerlicht hat.

(Ja, Sie bereiten sich auf eine Prüfung vor und sind derzeit Single. Stellen Sie sich vor, Sie hätten die Prüfung bereits abgelegt und bestanden. Stellen Sie sicher, dass Ihr Lehrer Ihre Bemühungen lobt. Sehen Sie, wie Sie vor Stolz strahlen, wenn Sie wissen, dass Sie etwas erreicht haben großartige Ergebnisse. Teil. Genießen Sie diese positiven Ergebnisse für eine Weile. Haben Sie eine gute Zeit. Genießen Sie freudig den Glanz des Lobes und die Vollendung einer gut gemachten Arbeit.

(Beenden Sie Ihr Band, indem Sie den Weckvorgang beschreiben.)

ZIEHEN SIE DEN WOHLSTAND

Wir alle wünschen uns etwas, sei es etwas Materielles, Psychisches oder Spirituelles, aber nicht alle wollen die gleichen Dinge. Manche Menschen wollen nur das Nötigste, um über die Runden zu kommen, während andere nach einer kompletten Überholung ihres Lebensstils suchen. Irgendwo in der Mitte findet sich der mittlere glückliche Begriff, der als „Fülle“ bezeichnet werden könnte. Der Begriff der Fülle unterliegt der Interpretation. Sie können Ihren Geist trainieren, auf Erfolg zu hoffen, indem Sie eine "gesunde" "Drehbuchmentalität" schaffen.

Mehr Geld ist oft das Einzige, was die Menschen wirklich wollen. Sie wissen vielleicht nicht genau, was sie damit machen wollen, aber sie müssen wissen, wohin sie gehen und was zu tun ist, wenn sie es bekommen wollen. Sie erhalten fast nichts ohne Ihr Zutun. Um dorthin zu gelangen, wo man hin will, muss man sich anstrengen. Beginnen Sie das Projekt direkt mit dieser Schleife. Verwenden Sie es regelmäßig und tun Sie dann etwas Konstruktives in der Welt.

Ein erfolgreiches Leben zu gestalten beginnt in deinen Gedanken. Während dieses östlichen Zyklus haben Sie die Möglichkeit, Ihre angeborene Kreativität zu nutzen und materiellen Erfolg zu erzielen. Einige Leute sagen: „Meine derzeitige finanzielle Situation ist verzweifelt genug, dass ich ein Wunder brauche. Und doch haben Sie Wunder verdient.

Reichtum kann sich auf viele Arten manifestieren. Der Wert monetärer Ressourcen ist rein theoretisch.

Möglicherweise haben Sie bereits mehr als Sie in Ihrem Leben brauchen. Niemand außer Ihnen kann Ihre Fülle vergrößern oder Sie zumindest auf die Reichtümer aufmerksam machen, die bereits in Ihrem Leben vorhanden sind.

WIEDERHOLUNG, UM WOHLSTAND ANZUZIEHEN

(Spiel den Rest deiner Band)

Wozu all dieser Überschuss? Ich hoffe, dass die Fülle an Erfolgsindikatoren, die ich ihr zur Verfügung stelle, sie davon überzeugen wird, dass ich ihrer würdig bin. Zum ersten Mal in meinem Leben wird mir klar, dass ich Anspruch auf alle unzähligen Vorteile des Lebens habe. Wohlstand bedeutet für mich jedoch mehr als nur viel Geld oder viel materiellen Besitz zu haben.

Wohlstand ist ein Leben in Harmonie, ein Haus voller Musik, eine kreative Beschäftigung, eine sinnvolle Beziehung, eine innere Ruhe, die von einer starken spirituellen Festung geschützt wird.

In der nächsten Phase meines Lebens werde ich die Fülle annehmen, die Y repräsentiert.

Optimismus und Überfluss sind überall um mich herum. In der Natur ist für jeden etwas dabei, ob Sie in Feldern oder Wäldern, entlang von Flüssen oder Ozeanen oder sogar in den Tiefen der Erde oder den Höhen des Himmels suchen.

Glück und Fülle durchdringen mein Wesen und meine Umgebung. Ist gerade jetzt, also nehmen Sie bitte meine besten Wünsche für Ihren Erfolg und Wohlstand entgegen.

Die kreative Heilökonomie, die ich mir vorstelle, existiert in meiner Vorstellung.

Es ist wie ein Wunder! Mein Leben ist voller Segen. Die Sonne ihres Reichtums, die durch eine innere Tür schien, begrüßte mich.

Demonstrationen. Ich sage "Danke" für dieses fantastische Geschenk. Denn ER, der kommt, Nicht von mir, sondern wie von mir. Kann ich dank dieses neuen Reichtums lernen und mehr Dank geben? Wenn Reichtum eine Manifestation von Liebe ist, dann kann ich ihn vielleicht nutzen, um anderen zu helfen.

Um mich herum herrscht eine Atmosphäre des Überflusses, und ich habe gelernt, sie zu nutzen. So wie mir bewusst ist, dass das elektromagnetische Feld eines Magneten weit über den Magneten selbst hinausreicht, so tut es auch mein eigenes Energiefeld. Und er zieht Reichtum wie ein Magnet zu mir. Für mich ist er ein Magnet und ein Kompass, der mich zur Fülle lenkt. A erstelle ich jetzt:

Um Reichtum anzuziehen, ermöglichte mir diese Veränderung der Denkweise, mich wie jemand zu verhalten und zu denken, der wohlhabend ist. Ich finde es sehr, sehr einfach zu lächeln.

Eine meiner Lieblingsbeschäftigungen ist es, etwas zu trinken und mit meinen Freunden und meiner Familie zu entspannen. Die Straße vor uns ist gerade und stolz und das Tempo nimmt zu. Ich habe viele faszinierende neue Routinen entwickelt, die mein Glück direkt widerspiegeln.

Ich muss mein Äußeres genau beobachten, wenn ich viel Geld anlocken will. Trotzdem bemühe ich mich besonders um ein harmonisches Innenraumbild. Mein Bewusstsein für die Bedeutung der richtigen Wortwahl beeinflusst die Sorgfalt, mit der ich die von mir angebotenen Worte auswähle. Ich neige dazu, positiv zu denken und zu sprechen, weil ich mich innerlich so fühle.

Danke und lobe die Menschen um dich herum für das Gute, das sie tun. Ich lobe Y dafür, dass er in seinen Interaktionen mit Menschen ehrlich ist. Ich bin anderen sehr dankbar. Ich bin dankbar für Ihren herzlichen Empfang in diesem neuen östlichen Selbst und sende Ihnen meine aufrichtigen Komplimente.

So wie du es gesagt hast, macht es Sinn.

Diejenigen, die sich die Zeit nehmen, mir zuzuhören, sagen, dass es aufrichtig ist.

Die Arbeit, die ich tue, die Dinge, die ich tue, um anderen zu dienen, geben mir Sinn und Freude und bringen daher Wohlstand in mein Leben.

Arbeit ist Liebe in Aktion, damit ich mehr mit Geschmack mache, trage ich mehr dazu bei, als sie bezahlen. Ich stecke fantasievolle Zeit in die Arbeit

Es bereitet mir viel Freude und Zufriedenheit. Wenn ich mich in meiner aktuellen Rolle uninspiriert und unzufrieden fühle, kann ich andere Möglichkeiten in Betracht ziehen und auf eine erfüllendere Karriere in meinem gewählten Bereich hinarbeiten.

Um Glück in mein Leben zu bringen, schreibe ich akribisch meine Bestrebungen, Werte und Ambitionen und insbesondere meine Strategie auf. Konkret beschreibe ich meine Ziele und die Mittel, mit denen ich sie zu erreichen gedenke.

Wie und wann erreiche ich Ziel X?

Ich stelle sicher, dass ich vernünftige kurz- und langfristige Ziele habe. Später tat ich es einfach. Ich habe oft das Gefühl, dass ich meinem Zeitplan voraus bin und meine Ziele weit übertroffen habe.

Da ich weiß, dass mich das Unternehmen, das ich häufig besuche, stark beeinflusst, möchte ich mich mit dynamischen, produktiven und einfallsreichen Menschen umgeben. Daher ist es entscheidend, dass ich die Menschen, mit denen ich arbeite, spiele, lebe, liebe und wachse, sorgfältig auswähle.

Meine Motivation und Inspiration finde ich in der Gesellschaft dynamischer und optimistischer Menschen. Daher kann ich mit ihnen chatten und sie motivieren, genau wie ich es tue.

Das Chaos aus meinem Leben zu entfernen, ist eine der Möglichkeiten, wie ich mehr Wohlstand bringe. Der Junk wird von mir gelöscht. Geben Sie unbenutzte Gegenstände an jemanden weiter, der sie einer besseren Verwendung zuführen wird. Wenn gute Dinge zu mir kommen, mache ich Platz für sie. Ich freue mich, meine Vorteile an andere weitergeben zu können, indem ich meinen Überschuss verschenke. Ich spüre die befreiende Leichtigkeit eines Lebens ohne Lasten, wenn die ungewollten und ungenutzten Teile meiner Existenz wegfallen. Wenn diese Lücken gefüllt sind, wird es mit Freude und Zufriedenheit geschehen.

Ich weiß, dass er sich das Lachen angewöhnt hat, da er häufiger lacht und sich sein Sinn für Humor erweitert hat. Je mehr angenehme und humorvolle Menschen ich treffe, desto mehr Freunde habe ich das Gefühl, dass ich sie mache. Glück und Lachen helfen mir, besser auszusehen und mich besser zu fühlen. In meinem Fluss Y lachen alle mit mir. Mit meinen schauspielerischen Fähigkeiten bin ich in der Lage, jeden Tag Menschen jeden Alters und jeder Lebenslage zum Lächeln und Lachen zu bringen. Was für eine wunderbare innere Massage das Lachen schon ist.

Um Glück in mein Leben zu bringen, habe ich immer meine Arme offen, um Gelegenheiten anzunehmen, wenn sie sich bieten. Mein Leben ist jetzt voller

Abenteuer und Aktivitäten und ich wurde mit unzähligen Geschenken überhäuft. Wenn es keinen größeren Reichtum als Reichtum gibt, dann darf es keinen größeren Erfolg als Erfolg geben.

Als ich die Tür öffne, begrüßt mich ein freudiger Chor der Fülle.

Mein Verstand und mein Herz sind frei, jedes Glück willkommen zu heißen, das mir in den Weg kommt. Ich öffne die Tür und schaue mir an, wie ich mich nach außen und innen repräsentiere.

Die Tür zum Lob von anderen steht offen, und meine auch.

Ich öffnete die Tür zu einer Welt voller Freude und Erfindungsreichtum in mir.

Ich öffne Ihnen die Türen weit und verrate Ihnen meine Ziele, meine Werte und meine Strategien.

Weitere Leute in meinen Freundeskreis einzuladen, ist der erste Schritt. In dem Bemühen, meine persönlichen Ablässe zu reduzieren, öffne ich die Tür. Wenn ich in der Nähe bin, neigen die Leute dazu, frei zu lachen und eine gute Zeit zu haben.

Durch diese Aktion heiße ich das neue Ich willkommen. Lass uns gehen!

Mein Geist ist ein kreativer Ort. Wenn ich Fülle in mein Leben bringe, möchte ich ein scharfes, klares Bild davon sehen. Ich brauchte etwas Zeit im Freien, um über meine Y-Ideale und -Ziele nachzudenken, also habe ich die Prognose überprüft. (Pause) Meine Freunde loben mich für meine Aufnahmen, und ich kann nicht anders, als zuzuhören. (Pause) Er hat einen großen Beitrag zu meinem Leben geleistet, und ich fühle mich dadurch bereichert.

Jetzt werde ich das große Geheimnis des Reichtums lüften:

Die Fülle im Negativen ist eine Schlussfolgerung; wenn ja, ist es das Ergebnis meiner Arbeit und meiner Vorstellungskraft. Nachdem ich die Vergangenheit studiert habe, kann ich mir jetzt meine Zukunft vorstellen.

Ich lebe jedoch in der zeitlosen Gegenwart. Ich habe bereits viel, und wenn ich das Glück anderer mit einem großzügigen Geist willkommen gehe und teile, wird mein eigenes Glück verhundertfacht.

(Füllen Sie hier Ihr Band ein)

Die Tür zum Lob von anderen steht offen, und meine auch.

Ich öffnete die Tür zu einer Welt voller Freude und Erfindungsreichtum in mir.

Ich öffne Ihnen die Türen weit und verrate Ihnen meine Ziele, meine Werte und meine Strategien.

Weitere Leute in meinen Freundeskreis einzuladen, ist der erste Schritt. In dem Bemühen, meine persönlichen Ablässe zu reduzieren, öffne ich die Tür. Wenn ich in der Nähe bin, neigen die Leute dazu, frei zu lachen und eine gute Zeit zu haben.

Durch diese Aktion heiße ich das neue Ich willkommen. Lass uns gehen!

Mein Geist ist ein kreativer Ort. Wenn ich Fülle in mein Leben bringe, möchte ich ein scharfes, klares Bild davon sehen. Ich brauchte etwas Zeit im Freien, um über meine Y-Ideale und -Ziele nachzudenken, also habe ich die Prognose überprüft. (Pause) Meine Freunde loben mich für meine Aufnahmen, und ich kann nicht anders, als zuzuhören. (Pause) Er hat einen großen Beitrag zu meinem Leben geleistet, und ich fühle mich dadurch bereichert.

Jetzt werde ich das große Geheimnis des Reichtums lüften:

Die Fülle im Negativen ist eine Schlussfolgerung; wenn ja, ist es das Ergebnis meiner Arbeit und meiner

Vorstellungskraft. Nachdem ich die Vergangenheit studiert habe, kann ich mir jetzt meine Zukunft vorstellen.

Ich lebe jedoch in der zeitlosen Gegenwart. Ich habe bereits viel, und wenn ich das Glück anderer mit einem großzügigen Geist willkommen gehe und teile, wird mein eigenes Glück verhundertfacht.

(Füllen Sie hier Ihr Band ein)

ÄUSSERN SIE IHRE MEINUNG ÖFFENTLICH

Jeder, der schon einmal vor einer Band eine Rede gehalten oder in einer Schulaufführung aufgetreten ist, kennt dieses Gefühl des Unbehagens. Fast jeder, den ich kenne, hat das „Schmetterling im Bauch" gespürt, das entsteht, wenn Adrenalin freigesetzt und durch den Körper gepresst wird, um mit einem angespannten Szenario fertig zu werden.

Auf der Ostseite des Zyklus bildete er introvertierte und zurückhaltende Personen zu selbstbewussten Sprechern aus. Mit seiner Hilfe können Sie Ihre Redefähigkeiten so weit verbessern, dass Sie ein engagierter und überzeugender Kommunikator werden. Verwenden Sie diese Vorlage einige Wochen vor einer öffentlichen Rede.

ROUTINEZYKLUS FÜR ÖFFENTLICHES REDEN

(Halten Sie das Band nicht an!)

Was ich sein möchte, ist möglich.

Wenn ich versuche, mit anderen Menschen zu sprechen, kann ich dann wirklich verstehen, was sie durchmachen?

Ich übergebe die Erstattung meiner Redekosten. Gefühle fühlen und ausdrücken zu können, ist eine positive Eigenschaft.

Obwohl ich diesen Aspekt schätze, ist das Gefühl, das er hervorruft, unangenehm. Die Antwort „Ja" behindert meine Fähigkeit, frei und mit Argumenten zu kommunizieren. Obwohl es in der Vergangenheit Fälle gab, in denen mich emotionale Turbulenzen daran gehindert haben, mich klar auszudrücken, versichere ich Ihnen, dass diese Zeiten lange vorbei sind.

Jetzt, wo ich mich als öffentlicher Redner verbessere, merke ich, dass die Gefühle der Aufregung und Vorfreude, die ich verspürte, nur Adrenalin sind – meine eigene natürliche, reichlich vorhandene Körperenergie, die ich jederzeit schöpfen kann, um mir zu helfen, alles zu erreichen. Ziel habe ich mir gesetzt.

Die Fähigkeit, meinen Adrenalinspiegel zu regulieren, bedeutet, dass ich lange Zeit konzentriert und aufmerksam bleiben kann.

Nachdem ich zu dieser Erkenntnis gekommen war, unternahm ich die ersten Schritte, um mich als angesehener öffentlicher Redner zu etablieren.

Dadurch kann ich meinen inneren Sinnen vertrauen und in jeder Situation angemessen reagieren.

Eine klare, präzise, stille und effektive Kommunikation stellt sicher, dass die Zuhörer das Gesagte voll und ganz verstehen und verstehen.

Ich stelle mir vor, wie ich vor der Menge stehe und tief Luft nehme, während ich mich darauf vorbereite, meine Rede zu halten.

Was ich spüre, ist leichtes, ununterbrochenes Atmen.

Ich bleibe stehen, lächle und blicke zu der Menschengruppe auf.

Jetzt, wo ich geplant habe, was ich sagen werde, sind meine Gedanken kristallisiert und organisiert, sodass ich meine Botschaft effektiv übermitteln kann.

Meinen Lebensunterhalt verdiene ich als Redner.

die Gewissheit, dass es mir genauso geht,

Y Lebenszyklen der Entwicklung und Exposition gegenüber

Ganz einfach, weil ich mein Geschäft verstehe und mir die Zeit genommen habe, mich vorzubereiten.

Entspannen Sie sich und behalten Sie dieses hoffnungsvolle Bild im Kopf. (Pause)

Ich habe viel Erfahrung im öffentlichen Reden und möchte es immer mit Freude tun.

Angenehm und spannend, weil ich mich auf das konzentrieren kann, was ich der Gruppe sage. Ich sorge dafür, dass meine Zuhörer jeden Punkt verstehen, den ich mache. Meistens halte ich die Dinge einfach und locker.

Mit anderen zu sprechen ist für mich ein Mittel, um die ganze tiefe Anziehungskraft meiner Seele mitzuteilen; Ich tue es, weil ich dich liebe und dir diene, weil ich ihnen meine Talente gebe, weil ich mir dessen bewusst bin, was ich teile, weil ich ihnen etwas Wichtiges über das Leben oder Wachstum beibringe. Was ich getan habe, hat mich tief berührt.

Ich schätze die Zeit und Aufmerksamkeit der Öffentlichkeit. (Pause)

Nach der Konferenz, nehme ich an. Die Zuhörer gaben mir alle positives Feedback, lächelten und sagten Dinge wie: „Ich weiß, ich stehe auf Y, danke." Wenn meine Hand dünn ist, kann ich eine Quittung vorlegen, dass ich das Richtige getan habe.

Ich habe es genossen, anderen zu helfen und bedeutungsvolle Gespräche zu führen, daher weiß ich, dass ich gute Arbeit geleistet habe, und ich bin dankbar für die Gelegenheit.

(Beenden Sie Ihr Band, indem Sie sich beim Aufwachen aufzeichnen.)

SPORT UND ATHLETISCHER FORTSCHRITT

Während es nicht neu ist, die Spiele eines Spiels in Ihrem Kopf durchzugehen, bevor sie tatsächlich gespielt werden, ist es neu und tiefgreifend, Rinder das Spiel in ihrem Unterbewusstsein spielen zu lassen, während sie unter Hypnose sind, und sich dann den Film danach anzusehen. Selbsthypnose wird von vielen Spitzensportlern angewendet. Um eine Vorstellung davon zu bekommen, wie Hypnotherapie von den Profis in Ihrem Lieblingssport angewendet wird, lesen Sie eine informelle Ausgabe eines Sportmagazins. Einige Sportmannschaften sind zum Beispiel dafür bekannt, Hypnotherapie-Bänder in ihren „Courage State Rooms“ zu verwenden, um Moral und Leistung zu steigern. Diese Bänder lindern nicht nur körperliche Beschwerden, sondern fördern auch Optimismus und Hoffnung.

Alternde Sportler haben einen neuen Feind: Angst. Schrecken vor der Aussicht auf Scheitern, Sieg, körperlichen Schaden oder soziale Schande. Selbst wenn ein Athlet im Training perfekt funktioniert, kann es sein, dass er erstarrt, wenn er in einem Wettkampfspiel im Rampenlicht steht. Unter solch intensiver Prüfung gute Leistungen erbringen zu müssen, kann lähmend sein.

Athleten, die in der Lage sind, ihren normalen Rhythmus und ihre Koordination in Reaktion auf den Spielfluss zu entwickeln, werden mit größerer

Wahrscheinlichkeit Höchstleistungen erbringen. Wenn einer von ihnen in der Zone ist, ist jeder Zug perfekt. Es ist möglich, Zweifel und Kritik zu vermeiden, die Sportler daran hindern, ihr volles Potenzial auszuschöpfen. Die Teilnehmer können den primären Zweck des Sports, den Spaß, besser einschätzen, indem sie eine sportlichere und spielerischere Haltung einnehmen.

Sowohl Wettkampf- als auch Freizeitsport können von diesem Zyklus profitieren, da beide Spitzensätze eindeutig gekennzeichnet sind. Sie können Ihre Konzentration verbessern und das Adrenalin Ihres Körpers abrufen, indem Sie sich eine Mischung aus Ideen in der ersten und zweiten Person anhören, wie im Y-Tee. Es wird viele Wiederholungen dieser Aufführung geben.

ERFOLGSZYKLUS VON LEICHTATHLETIK UND SPORT.

(Halten Sie das Band nicht an!)

Sie können Ihren Geist trainieren, sich auf bestimmte Aufgaben zu konzentrieren. Wie würden Sie also Ihr Auto tunen, um seine beste Leistung zu erzielen?

Um mit Ihrem mentalen Training die gewünschten Ergebnisse zu erzielen, müssen Sie zunächst lernen, Ihren Geist nach innen zu richten. Im März können Sie die Leistung erhöhen, wenn die Anstrengung am nötigsten ist. Sobald die Veranstaltung vorbei ist, wissen Sie, wie Sie für eine komfortable Kreuzfahrt langsamer fahren können.

Üben, üben und nochmals üben ist der Schlüssel zum Erfolg für jeden Athleten. Du kannst sowohl auf dem Feld als auch im Kopf trainieren. Der Vorteil eines Siegers kann durch mentales Üben eines internen Tees auf hohem Niveau erreicht werden. Sie sollten sich vor dem Spiel überlegen, was Sie am besten tun, damit Sie entsprechend handeln können. Nach einer Veranstaltung können Sie sich Zeit nehmen, darüber nachzudenken, was gut gelaufen ist und was anders hätte laufen können. Wenn Sie sich darauf konzentrieren, worauf es ankommt, werden Ihre Handlungen dasselbe bewirken.

Sie trainieren Ihren Körper, seinen eigenen Adrenalinvorrat zu nutzen, was die Konzentration erhöht und Ihnen hilft, die Kontrolle zu behalten. Ihr Körper produziert Adrenalin, um Ihnen einen Energie- und Leistungsschub zu geben, wenn Sie ihn am meisten brauchen. Es gibt keine Einschränkungen, wie Sie es verwenden. Es hat viel Lebenskraft, es ist alles natürlich, und Sie können es nach einer fantastischen Show ausschalten, wenn Sie möchten.

Wenn Sie jetzt ermutigende Gedanken in Ihrem Kopf hören möchten, versuchen Sie, die folgenden Affirmationen im Geiste zu wiederholen:

Wenn ich Y Trial spiele, verschließe ich meinen Geist und konzentriere mich auf das Spiel.

Mein Verstand hat das Sagen, aber mein Körper entscheidet, wie er seine Energie am besten nutzt.

Ich kann meine absolute Bestleistung abliefern, die meine bisherigen Rekorde konsequent übertrifft. Meine Fähigkeit, mich auf die anstehende Aufgabe zu konzentrieren, verbessert sich dramatisch, wenn ich mir vorher etwas Zeit nehme, um mich zu entspannen. Ich verbessere meine geistigen und körperlichen Fähigkeiten, indem ich mich darauf konzentriere.

Ständiges Üben hat mir geholfen, meine Koordination zu verbessern. (Geben Sie in der Arbeitsklausel an, auf welche Sportart Sie sich beziehen (Leichtathletik, Golf, Tennis usw.).)

Schließen Sie einfach für einen Moment die Augen und stellen Sie sich vor, wie Sie bei dieser sportlichen Aktivität außergewöhnlich gut abschneiden. Bauen Sie ein tugendhaftes Bild des Erfolgs in Ihrem Kopf auf. (Pause)

Ihre Selbstwahrnehmung ist die wahrhaftigste Widerspiegelung Ihrer eigenen Natur. Wenn Sie den Tee trinken, während Sie eine Verwandlung beobachten, werden Sie diese Veränderung selbst erleben. Single Stellen Sie sich vor, Sie wären ein Spitzensportler in der Zukunft, wo dies bereits geschehen ist.

(Für Wettkampfzwecke im Sport)

Y Lebenszyklen der Entwicklung und Exposition gegenüber

Diejenigen, die auf dich „mit Schlagstöcken werfen", haben in deinem Kopf bereits gewonnen.

Sie können über das fantastische Stück sprechen, das Sie gesehen haben, und wie niemand, den ich kenne, sagt, dass Sie es wirklich gut gemacht haben.

Dank Ihrer herausragenden Leistung sind Sie als Sieger hervorgegangen.

Formulare sind ein integraler Bestandteil einiger Maschinen,

Glauben Sie, dass Sie eine entscheidende Rolle für den Erfolg des Teams spielen. Stellen Sie sich vor, Sie wären eine Hochleistungskomponente der Kolben eines Motors.

(Im Nicht-Wettkampfsport)

Versuchen Sie sich vorzustellen, wie anregend es wäre, sich einfach nur auf Ihren Sport einzulassen. Sie werden Spaß daran haben und die revitalisierende Wirkung auf die körperliche Gesundheit Ihres Körpers wird fast sofort spürbar sein.

Achte darauf, wie dein Körper im Takt deiner Schritte und tiefen Atemzüge schlägt.

(Beenden Sie Ihr Band, indem Sie erklären, wie Sie aufstehen.)

EIN LAUFENDER KARRIEREPLAN

Waren Sie schon einmal unzufrieden mit Ihrer Arbeitsleistung? Haben Sie sich jemals gewünscht, Sie könnten in einen anderen Arbeitsbereich springen? Hast du dir jemals gewünscht, es gäbe mehr in deinem Leben? Eine positive Einstellung kann den Unterschied zwischen dem Alleinsein und einer erfolgreichen Karriere ausmachen.

Entdecken Sie den besten Weg nach vorne mit den Ratschlägen in diesem Zyklus. Wenn Sie genau hinschauen, finden Sie vielleicht sogar mehrere Öffnungen. Es ist nicht ungewöhnlich, dass Einzelpersonen mehrere Karrieren gleichzeitig jonglieren.

Für das Lernen ist es eine Möglichkeit, die vielen Vorteile des Lebens zu nutzen, wenn Sie bei schönem Wetter das Beste aus Ihrer Zeit im Freien machen. Ein großartiges Geschäft kann auf dem Hobby einer Person aufgebaut werden, und viele Menschen sind erfolgreich in Dingen wie Indoor-Gartenarbeit und dem Verkauf von Antiquitäten.

Die alte Ausrede, dass dein Alter kein Problem sei, ist falsch. Einige junge Menschen haben erfolgreiche Unternehmen und einige ältere Menschen haben trotz ihres Alters viel erreicht. Denken Sie daran, dass die renommierte amerikanische Künstlerin Grandma Moses bereits im Alter von 78 Jahren auf dem Gebiet begann.

Sie sagen voraus, dass dies in Zukunft sehr wichtig sein wird. Du kannst sein, was du sein willst.

(Halten Sie das Band hier nicht an!) Sie könnten derjenige sein, der es sich wünscht.

Y Lebenszyklen der Entwicklung und Exposition gegenüber

Aber in deinem Nein musst du alles sein, was das Nein nicht sein will.

Es ist möglich, dass Ihr Unterbewusstsein Sie zu Aufgaben führt, die Ihre angeborenen Fähigkeiten und Interessen gut nutzen, oder dass Sie sich bewusst entscheiden, etwas anderes zu tun.

Wenn Sie auf einem ausreichend hohen östlichen Niveau sind, beginnen Sie, mehr über die angeborenen Fähigkeiten und die innere Weisheit zu lernen, die Sie bereits besitzen.

Es braucht viel gutes Wetter, damit manche Menschen ihre inneren Talente wirklich ausschöpfen können.

Manche Menschen werden mit einer Fülle von Fähigkeiten geboren, und es dauert einige Zeit, bis sie ihre Optionen eingegrenzt haben.

Manche Leute haben es so eilig, weiterzulaufen, dass sie nicht langsamer werden und nicht darauf hören, was andere Leute zu sagen haben. Y hält sich alle Optionen offen und nutzt den Tag.

Lernen Sie, auf Ihren inneren Geist zu hören und folgen Sie seiner Führung, indem Sie den Lärm in Ihrer äußeren Umgebung begrenzen.

Viele Menschen machen eine Liste mit allem, was sie tun möchten, während andere eine Liste mit allem erstellen, was sie nicht tun möchten.

Was für ein geduldiger Fischer, der seine Rute an verschiedenen Stellen auswirft und darauf wartet, ob einer von ihnen Ergebnisse bringt.

Selbst wenn die Antwort an einem Tag „Nein" lautet, weiß ein versierter Angler, dass derselbe Ort am nächsten Tag voller Leben sein kann.

Das Leben ist wie Angeln: Wenn du lange genug und geduldig genug weitermachst, wirst du irgendwann etwas fangen.

Es ist die Entscheidung, die Sie jetzt in Ihrer Prognose über Ihre Zukunftspläne treffen.

Obwohl es völlig kostenlos ist, müssen Sie dennoch vorsichtig sein, wie Sie das Wetter nutzen, da es eine Form von Energie ist.

Entspannen Sie sich und wissen Sie, dass tief in Ihrem Inneren Embleme des Neuen durch das Einatmen frischer Inspiration Gestalt annehmen.

Es spielt keine Rolle, ob Sie dies jetzt oder später verstehen.

Dass Sie bereit sind, sich auf eine neue Art und Weise einzusetzen und dass Sie keine Angst haben, Ihre etablierten Gewohnheiten und Routinen zu überspringen, ist alles, was jetzt zählt. Um die Ihnen jetzt zur Verfügung stehenden Möglichkeiten zu nutzen, müssen Sie bereit sein, Risiken einzugehen, und auf das Ergebnis dessen vertrauen, worauf Sie Ihre Zukunft setzen – den Tee, den Sie anbieten werden. , die Zukunft, die Sie sich vorgestellt haben, oder das Ergebnis der nächsten Wahl.

Spekulieren Sie kreativ in Ihrer Vorstellung über die Zukunft. Sie selbst nähern sich dem Untergang Ihres Lebens; also ist es zeit zu reflektieren. Jetzt, da Sie älter, weiser und erfahrener sind, können Sie auf Ihr ganzes Leben zurückblicken und es neu bewerten. Um einen Einblick in Ihre aktuelle Situation zu erhalten, denken Sie darüber nach: „Wie möchte ich, dass sich die Geschichte an mich erinnert? "Habe ich gedient und anderen geholfen?" » Jemanden fragen: „Bin ich fair im Umgang gewesen?“ Darüber hinaus sollten Sie über die Frage nachdenken: "Wie habe ich mein Leben verbracht?" "Bin ich ein guter Geschmack für dich?"

Ihre innere Weisheit hat alle Lösungen. Sie können seinem Rat folgen und Ihren Instinkten folgen.

Die Stimme in deinem Kopf ist am Ende die zuverlässigste Quelle. Du wirst schnell tief in deinem Herzen erkennen, welche Wege die besten für dich sind. Tu, was sie sagen!

(Beenden Sie Ihr Band, indem Sie erklären, wie Sie aufstehen.)

SINN FÜR HUMOR ENTWICKELN

Humor und ein freundlicher Ausdruck der Gesichtsmuskeln sind die beiden am weitesten verbreiteten Formen menschlicher Kommunikation. Wer kann zu einem jungen Menschen oder zu einem angenehmen Menschen „nein" sagen? Wir könnten alle ein bisschen mehr Leichtsinn und Albernheit in unserem täglichen Leben gebrauchen.

Spaß und Lachen haben eine heilende Wirkung. Der berühmte Romanautor Norman Cousins nutzte Comedy, um ihm durch eine schwere Krankheit zu helfen. Die Qual war überschaubar, aber nur, weil er stundenlang im Bett lag und sich dumme Komödien ansah. Die Harvard University Medical School sollte sein Werk „Anatomy of an Illness" studieren.

Die Verwendung von Humor als Werkzeug für persönliches Wachstum und körperliches Wohlbefinden ist nichts Neues. Wie Cayce sagt: "Mindestens drei Menschen, über die Sie jeden Tag gelacht haben, was auch immer der Körper sagt, es wird nicht nur den Körper heilen, sondern auch anderen helfen!" (798-1)

Egal, wo Sie sind oder was Sie im Leben durchmachen, ein guter Sinn für Humor kann Ihnen helfen, Glück und Erfüllung zu entdecken. Wenn du lachst, zeigst du nicht nur, dass du eine positive Einstellung zum Leben hast, sondern lässt auch andere an deinem Glück teilhaben.

Lachen hat sowohl ein inneres als auch ein äußeres Leben. Lachen und Freude sind bereits Teil von Ihnen, aber dieser Zyklus kann helfen, noch mehr hervorzubringen. Spaß zu haben und das Leben zu genießen kann zur zweiten Natur werden.

HUMORENTWICKLUNG ALS ZYKLISCHER PROZESS

(Halten Sie das Band nicht an!)

Ich habe einige Male mit der Welt gescherzt, und jedes Mal war es die gleiche Anzahl von Malen. Viele andere Gelegenheiten haben mich vor lauter Glück und Freude unkontrolliert lachen lassen.

Alles, was Sie tun müssen, um ein großes Lachen zu verlieren, ist, einen dieser Programmierer zu beobachten.

Großer Ausdruck Y der Erleichterung dort!

Es gab Zeiten, in denen ich lachte, bis ich das Gefühl hatte, ohnmächtig zu werden. Das steigert natürlich nur das Lachen und so weiter.

Nach einem guten Witz fühle ich mich immer besser. Ich fühle mich, als hätte ich von all dem Lachen eine innere Massage bekommen. Teilen Sie heute ein Lachen, ein Lächeln, aufmunternde Worte, einen Funken Optimismus oder den Text eines Liedes, das Sie glücklich macht, und Sie werden positives Verhalten entwickeln.

Wenn ich viele Informationen berücksichtige, kann ich wirklich lustig sein.

Comedy hilft mir, die Dinge im Blick zu behalten und verhindert, dass sich beide Enden meines Lebens zu sehr aus dem Gleichgewicht fühlen. Ich werde alles, was ich kenne, mit einem Lächeln, einem Lachen und einem Lächeln verlassen, wenn mein Ego, von dem ich weiß, dass es verblassen oder steigen wird, in eine kurze Depression spritzt.

Mein Sinn für Humor ist meine Rettung, weil er mir erlaubt, meine Fehlbarkeit zu erkennen und darüber zu lachen.

Es ist wahr, dass meine Augen und mein Mund Komik vermitteln und mein Gesicht Glück ausstrahlt, aber das liegt nur daran, dass mein Verstand und mein Herz darauf vorbereitet sind.

Lachen und Glück kommen von innen.

Ich bin auf der Suche nach dem Lustigen, dem Lächerlichen und dem Dummen.

Er sagt mir, dass ein Lächeln einer der größten Schätze des Lebens ist, weil es die Kraft hat, mich zu verändern, meine Sorgen zu lindern, neue Bindungen zu knüpfen und meine Zukunft zu erhellen.

Ich versuche, es mir zur Gewohnheit zu machen, die ganze Zeit zu lächeln und glücklich zu sein. Ein billiges Lächeln kommt mit der Einschränkung, dass Sie das Geld berappen müssen.

Das Lächeln ist der Samen, der schließlich zu einem Ausbruch von Heiterkeit und Freude heranwächst.

Meine Art, meine Dankbarkeit und Wertschätzung zu zeigen, ist durch mein Glück. Was mein Leben lebenswert macht, ist die Fähigkeit, meine Kreativität ohne Komplexe auszudrücken.

Was die Welt mit einem Lächeln und einem guten Sinn für Humor auf mich reagieren lässt, ist etwas, das nur in meiner kreativen Vorstellungskraft existiert.

Wenn ich an mich selbst denke, wie ich lächle und lache, stelle ich mir vor, wie gut ich aussehe und mich fühle.

Der Klang meines eigenen Lachens ist ein Indikator für meine Zufriedenheit. Humor ist ein Symbol meiner Menschlichkeit, da er mich an die Dinge erinnert, die das Leben lebenswert machen. Dieses bereits fertige Bild ist kristallklar.

(Beenden Sie die Aufnahme Ihres Bandes, indem Sie „aufwachen“ sagen.)

BEZIEHUNG SCHLIEẞEN

Als soziale Wesen erwerben wir Wissen und entwickeln uns durch unsere Interaktionen mit anderen. Wenn unsere Liebe und unser Vertrauen für Y erwidert werden, hoffen wir, ein Leben lang zusammen zu verbringen. Trotzdem kann eine Zeit kommen, in der eine besondere Beziehung enden sollte. Wie das Sprichwort sagt, „die einzige Konstante ist der Wandel", und das umfasst sowohl die Zeit als auch die Menschen. Es ist möglich, dass einige der Möglichkeiten, wie sie unsere Anforderungen in der Vergangenheit erfüllt haben, nicht mehr ausreichend sind. Kein Problem, nie. Wir erwerben die Fähigkeit, mit den Anfängen und Enden unseres Lebens zu gehen.

Das Fazit fällt oft negativ aus. Sie können ärgerlich und schwierig sein, aber letztendlich von Vorteil sein. Infolgedessen wird Ihnen das Ereignis mehr Y-weise bieten.

Dies ist ein orientalischer Zyklus, der Trennungsängste lindern und gleichzeitig vielversprechende neue Möglichkeiten eröffnen soll.

Es gibt unbekannte Länder zu sehen, Leute zu treffen und Aktivitäten auszuprobieren. Sie werden die Möglichkeit haben, jeden neuen Tag mit Begeisterung zu begrüßen und das Beste aus jedem Moment zu machen.

EIN KREISLAUF DES ZUSAMMENBRUCHS VON BEZIEHUNGEN

(Denken Sie daran, Ihre Band hier weiter zu spielen)

Shakespeare sagte einmal: „Die ganze Welt ist ein Theater, und alle Männer und Frauen darin sind nur Schauspieler.

Haben Sie ihre Abfahrten und ihre Tickets ..." 5

Manchmal besuchen uns Menschen, die in unser Leben treten.

Zyklen für die Entwicklung von Y to live.

Y, da er bereits da ist, kann sie herzlich willkommen heißen, damit sie seine Gesellschaft genießen können.

Bei schönem Wetter lächle ich ihnen zu.

Was mir bewusst ist, besonders in Situationen, in denen es echte Enttäuschung zu enthalten scheint.

Fangen gerade erst an zu begreifen, dass das Leben einem Theater sehr ähnlich ist.

Wenn ein neuer Akt beginnen soll, hebt sich der Vorhang; wenn der akt vorbei ist, fällt der vorhang.

Trotzdem geht der Bau weiter.

Mit neuen Charakteren, die neue Gefühle bringen,

Es gibt allerlei Begegnungen, die gut tun,

Orte, an die man gehen kann, Leute, die X verschiedene Dinge zu tun und Y verschiedene Dinge zu tun wissen.

Glaubst du, du kannst dir vorstellen, dass der Vorhang aufgeht und alles verändert?

Jetzt hat sich die Szenerie verändert und es ist der Beginn einer ganz neuen Szene.

Vielleicht ein angenehmes Gefühl der Aufregung und Illusion im Voraus, wenn Sie entdecken, was sie in Zukunft für Sie bereithalten.

Sie könnten versuchen, sich vorzustellen, dass Sie erst kürzlich auf dem Planeten angekommen sind. Denken Sie daran, dass das Leben mit dem ersten Atemzug beginnt.

...und alles ist neu und voller Leben. (Pause)

Sie haben die Fähigkeit, sich an bestimmte Personen und Situationen zu erinnern, obwohl es Zeiten gibt, in denen es so aussieht, als könnten Sie sie vergessen.

Sie sind sich der zu merkenden Informationen bewusst.

Zyklen für die Entwicklung von Y to live.

Jetzt werden Sie feststellen, dass in der Vorhersage je nach Wetterlage

Sie werden weniger an (sie/sie) denken, aber immer noch in Bezug auf nett.

Die freudigen Zeiten, die sie zusammen verbrachten, dienten als Quelle des Segens für die Entwicklung ihrer Beziehung

Y alles, was Sie bisher darüber gelernt haben.

Etwas ganz Neues wird sehr bald passieren. Du wirst auf jemanden stoßen.

Tag für Tag wird (er oder sie) auch in Ihren Gedanken präsent sein.

Es wird Zeiten geben, in denen sogar Sie sich mit dem Gedanken des Denkens in Ihrem Leben auseinandersetzen müssen

Nachdem einige Zeit in eurer Beziehung vergangen ist, wirst du feststellen, dass deine Gedanken von jemandem frisch und einzigartig angezogen werden.

Jemand, der viel netter ist und dich glücklicher macht; jemanden, den du wirklich verdienst, wenn du gut zu dir selbst warst.

Dass es spannend ist, erfahrt ihr ein andermal.

Es ist oft eine innovative Entdeckung.

Die alte Routine, die er jetzt aufgegeben hat,

Y in Folge, der Vorhang hebt sich noch einmal,

Weil Sie hart gearbeitet und sich das Recht verdient haben, Y für eine bessere Beziehung zu nutzen,

Stellen Sie sich vor, dass alles in Ihrem Leben neu und unerhört ist. Genieße jeden Tag

Weisheit aus der Erfahrung zu gewinnen, ohne Reue dafür zu empfinden, so wie du es jetzt tust.

Warten mit freudiger Erwartung auf das Kommen des Morgens.

Der Vorhang geht auf und sobald Sie Platz genommen haben, kann die Show offiziell beginnen.

Tatsächlich hat es bereits begonnen.

(Beenden Sie Ihr Band, indem Sie die Schritte zum Aufwecken befolgen.)

VERLORENE GEGENSTÄNDE GEFUNDEN

Vielleicht verlegen die Buchen manchmal etwas. Durch das Trinken von Tee können Sie Ihre hektischen Sorgen für ein paar Tage oder Stunden aufschieben.

Es ist so letztendlich er oder sie im Vergleich zu beiden Zeiten nicht. Der Östliche Zyklus bietet eine neue Perspektive auf eine alte Frage. Auch wenn der Osten vielleicht nicht ganz oben auf Ihrer Prioritätenliste steht, wird der Zyklus in der Hoffnung präsentiert, dass er Sie dazu inspirieren kann, Ihr Gehirn an die Arbeit zu bringen, um einzigartige und faszinierende Konzepte zu entwickeln.

Schneller und mit weniger Stress zu finden, was Sie suchen, ist mit Hilfe von Selbsthypnose möglich. Das Befolgen der mir bekannten Methoden zum Auffinden verlegter Gegenstände hat sich als sehr erfolgreich erwiesen. Ich habe gelernt, dass das Befolgen einer besonderen Empfehlung von jemandem, dem Sie vertrauen, Ihnen helfen kann, einen verlegten Gegenstand in Rekordgeschwindigkeit wiederzufinden. Durch Lösen der Spannung kann das Objekt schneller zurückgeholt werden. Wenn Sie etwas Wertvolles verlegt haben, verwenden Sie diese Schleife, um es wiederzufinden.

ZYKLUS ZUM FINDEN OBJEKTE VERIRRT

Sie können sich einen vollkommenen Moment der Ruhe und Stille gönnen, bevor Sie Ihre Reise durch Zeit und Geschichte fortsetzen.

Stelle dir vor, wie das Objekt, das du verloren hast, in deinem Geist verschwindet. Wenn du danach gesucht hättest, hättest du es schon gefunden.

Entweder genau dort, wo Sie es zuletzt abgelegt haben, oder woanders.

Jetzt zählt nur noch das mentale „fit“ mit dem Produkt.

Spüren Sie, wie es körperlich zu Ihnen zurückkommt, und machen Sie sich keine Gedanken über das „Wie“; Mach es einfach. Legen Sie einfach den Finger darauf.

Fühle es, als wäre es schon da. (Pause) Keine Eile.

Wenn Sie alleine sind, können Sie an die Bedingungen zurückdenken, die vor der Veröffentlichung dieses Artikels bestanden. Ich bin sicher, Sie werden feststellen, wie einfach und angenehm es ist, dies zu erreichen.

Es macht immer Spaß, es wieder zum Leben zu erwecken; es zu tun ist eine wunderbare und angenehme Übung.

Nehmen Sie sich Zeit, Ihre Umgebung in sich aufzunehmen und die Atmosphäre der Zeit und des Ortes auf sich wirken zu lassen. Der Osten ist der richtige Ort, wenn Sie die Ergebnisse Ihres neuen Handelns sehen möchten.

Sie können die tiefe östliche Ebene der Entspannung und die erhöhte östliche Ebene des Bewusstseins leicht wiedererleben.

Überprüfen Sie die Abfolge der Ereignisse, wie Sie sie sehen, und fühlen Sie sie, indem Sie so viele Tomaten verwenden, wie Sie möchten.

Es gibt drei Möglichkeiten, sich das Datum auf der Rechnung zu merken: Einige Leute kommen, um es zu lesen, andere hören es sich an und schreiben es auf, und wieder andere fühlen es und speichern es in ihrem Bauch.

Was jetzt zählt, ist, wie viel Spaß es Ihnen macht, die Ereignisse Ihres Tages zu reflektieren, sei es im Zeitraffer durch eine schnelle Zusammenfassung oder in Zeitlupe durch eine durchdachte Analyse dessen, was Sie getan haben und warum.

Je mehr Sie sich mit der Welt um Sie herum verbinden, desto mehr können Sie sich durch die Verwendung von mentalem Zoom auf die Details einer bestimmten Situation konzentrieren, wodurch Sie Aktionen und Bilder im Spiel klarer wahrnehmen können .

In kürzester Zeit – gerade wenn Sie aus dem Bett aufstehen – wissen Sie, ob es möglich ist, zu Y zu gelangen, um den Gegenstand zu bekommen.

Der Gegenstand wird nicht dort sein, wo Sie ihn erwartet haben, aber nach einer zweiten Reise nach S. Tea werden Sie ihn gefunden haben und sich über Ihren Erfolg freuen und dankbar für die sichere Rückgabe Ihrer Sachen sein.

(Beenden Sie Ihr Band, indem Sie die Schritte beschreiben, die Sie zum Aufwachen unternehmen.)

STÄRKEN SIE IHREN KREATIVEN PROZESS.

Einige mentale Operationen werden von beiden Gehirnhälften abgewickelt. Was Sie sagen und was Sie empfehlen, wird von Ihrer linken Hemisphäre gesteuert, die auch Ihre „praktische“ Seite genannt wird. Die rechte Seite Ihres Gehirns ist verantwortlich für Ihre Vorstellungskraft, Ihr musikalisches Talent und Ihren Sinn für Humor. Es ist auch der Sitz deiner Intuition.

Das gesamte Gehirn wird in den Selbsthypnosezyklen des East-Buches durch eine Mischung aus kreativer Visualisierung und hypnotischer Suggestion eingesetzt. Dieses embargofreie orientalische Fahrradprodukt wurde mit Blick auf das Wachstum der Hemisphäre entwickelt. Richtig: Nicht so detailliert oder gut formuliert wie die Vorschläge anderer. Ihre kreativen Säfte werden mit diesem Zyklus freier fließen. Sie können es verwenden, um sich an Ihre Träume zu erinnern, sich mit Ihrer Intuition zu verbinden, Ihre kreative Seite beim Tagträumen zu erkunden und etwas über Ihre latenten Fähigkeiten und Talente zu erfahren.

Das Segel Ihres Geistes, die phantasievolle rechte Hemisphäre, liefert den Wind für das forschende Denken. Die empfindlichere linke Gehirnhälfte wirkt wie ein Ruder. Wenn Sie Ihre rechte und linke Gehirnhälfte kombinieren, machen Sie das Beste aus Ihren kreativen Fähigkeiten. Wenn Sie mit sich selbst oder anderen über Ihre fantasievollen Ideen sprechen, können Sie Ihr volles Potenzial ausschöpfen.

Der Prozess, Musik zu hören, die Sie genießen, während Sie sich in einem Zustand der Selbsthypnose oder Tagträume befinden, und dann eine schöne Erfahrung oder Reise, die Sie hatten, mit allen fünf Sinnen zu beschreiben, ist eine großartige Möglichkeit, Ihre Vorstellungskraft zu trainieren und Ihre kreativen Fähigkeiten zu entwickeln. Alternativ können Sie sich neue Musik anhören und dann eine Geschichte erzählen, die zum Vibe des gerade gehörten Titels passt. Diese Praxis des „Bewusstseinsstroms" stärkt die Verbindungen zwischen der rechten und der linken Gehirnhälfte.

Nehmen Sie sich einen Moment Zeit, um Ihre Gedanken schweifen zu lassen und Ihren Körper zu entspannen, damit Sie sich Ihre Ideale und Ambitionen klarer vorstellen können. Der produktive Erfinder „Cat Naps" Y an wachte oft mit neuen Ideen auf. Wenn er eine Idee hatte, schrieb er sie in ein Notizbuch oder Tagebuch und diskutierte sie dann mit seinen Kollegen.

ZYKLUS, DER DIE KREATIVITÄT ANREGT

Wenn Sie Ihre Augen schließen, tief einatmen und dann langsam loslassen, können Sie sich Ihre Atmung wie die Wellen eines Ozeans vorstellen. (Spielen Sie Ihr Band weiter ab.) Es ist erstaunlich, wie die schaukelnden Wellen Sie tatsächlich dazu bringen können, ein- und auszuatmen. Entspannen Sie sich an der Bank und versuchen Sie, sich stressfrei vorzustellen. Was für Kopfschmerzen beim Versuch, einen Schwimmer zu starten, außer, äh, nur ein bisschen. Entspannen Sie sich und schweben Sie etwas höher, als Sie gerade ruhen. Spüren Sie die Schwerelosigkeit und das Vergnügen, mühelos durch die Luft zu schweben.

Wenn Sie sich erlauben, in seinem angenehmen Gefühl zu schweben und sich zu sonnen, öffnen Sie sich für ein tieferes Gefühl der Selbsterkenntnis. Sie haben die Fähigkeit, die Tiefen Ihrer eigenen Psyche und Seele zu erforschen. Du kannst aus deiner Vergangenheit lernen, indem du sie recherchierst. -positiv. Erlaube dir, Ys Spiel zu beobachten und erlaube dir nur einen Gedanken.

Emotionen sind der Schlüssel zu Ihrer Vorstellungskraft, und Sie wissen es in Ihrem Y-Herzen. Um die neuen Ideen und Inspirationen zu bekommen, die Sie suchen, müssen Sie Ihr inneres Wissen, Ihre gespeicherten Erinnerungen und Ihre Emotionen an die Oberfläche bringen. .

Spüren Sie die Wärme und das Licht, das Tee in Ihr Leben bringt. Gönnen Sie sich eine Harmonie, die widerspiegelt, wie Sie mit der Schöpfung und Ihrem eigenen inneren Geist im Einklang sind. Steh still und stimme dich auf diese stille, kleine Stimme ein; es hat dir viel über dein bevorstehendes Erwachen und die neuen Einsichten zu erzählen, die es bringen wird.

Deine verführerische Stimme zur Teezeit macht Lust darauf, dein geheimes Versteck der Inspiration zu betreten. Du achtest auf die Stimme in deinem Kopf, die sagt: „Der Osten ist der perfekte Ort für mich, an dem ich arbeiten kann.

Deshalb komme ich immer wieder zurück: um mich inspirieren zu lassen und um außer Atem zu sein.

Ist mein Ruhepol, wo ich meiner Fantasie freien Lauf lassen kann, ohne Angst zu haben, erstickt zu werden?

Unzählige Ressourcen und Fähigkeiten stehen mir zur Verfügung. Ich trete einen Schritt zurück und überdenke meinen Standpunkt.

Hier, in diesem der Fantasie gewidmeten Raum, können originelle Gedanken und Konzepte gedeihen. Es gibt einen Tee, der das Idealbild erreicht. Machen Sie ein Zeichen für Ihre Leistungen.

Zwar können sich junge Menschen diese fantasievollen Bilder selbst besorgen – zu jeder Tages- und Nachtzeit. Um den Symbolen zu folgen, wie sie in Träumen oder Geistesblitzen zu Ihnen kommen, sollten Sie Stift und Papier bereithalten. Sie können die Symbolik und nackte Einfachheit Ihrer eigenen inneren Weisheit besser verstehen, indem Sie Ihre Träume untersuchen.

Träume, Tag oder Nacht, können Ihnen Ideen und Ideen geben, die über das hinausgehen, was Sie wissen. Halten Sie Ausschau nach diesen phantasievollen Gedanken, Einsichten und Offenbarungen für Weisheit und

Erfüllung. Überlegen Sie sich Ideen mit einer orientalischen Kreativmethode und versuchen Sie, sie zu fühlen. Offenbaren Sie Ihre Ziele. Hören Sie später auf die Stimme und schauen Sie dann nach innen, um die Zeichen zu finden, die darstellen, wer Sie sind. Geben Sie das Problem Ihrem fantasievollen Selbst und sehen Sie, was dabei herauskommt. Sie können die Antworten schnell oder langsam erhalten.

Je mehr Sie sich auf diesen kreativen Prozess einlassen, desto schneller und einfacher wird er. Sie werden über Ihre derzeitige Denkweise hinausgehen, indem Sie Y eine neue Dimension hinzufügen. Dies geschieht bereits; Sie nutzen Ihre kreativen Fähigkeiten besser. Lassen Sie Ihrer Fantasie freien Lauf und nehmen Sie sie mit. Was bedeutet das, ob es eine Denkweise oder eine andere Art ist, Dinge zu tun?

DINGE.

Sie können von Ihrer großartigen Erfahrung weggehen. Hier bin ich wieder, zurück am Strand, stehe sanft und leicht und beobachte die Wellen und das Meer.

(Beenden Sie Ihr Band, indem Sie die Schritte beschreiben, die Sie zum Aufwachen unternehmen.)

LERNE DEN STURM ZU LIEBEN

Es mag albern erscheinen, Selbsthypnose einzusetzen, um eine Sturmphobie zu überwinden. Dieser Zyklus wird jedoch als Modell für die Entwicklung eines eigenen Zyklus angeboten, um verschiedene Phobien oder Ängste zu konfrontieren und zu überwinden. Als Teil dieses Zyklus

Wurde von einer Frau geschaffen, die es zum Zeitpunkt der Entstehung als "besondere Anstrengung" betrachtete. Es steht Ihnen frei, denselben grundlegenden Prozess in Ihrer eigenen einzigartigen Methode anzuwenden. Sie können diese grundlegenden Strategien modifizieren und verwenden, um jede Art von Angst oder Phobie zu überwinden.

Donner ist ein heftiges, aber natürliches Phänomen, das Stress verursachen kann. Dieser Zyklus kann helfen. Wenn ein Sturm bevorstand, blieb niemandem etwas anderes übrig, als abzuwarten. Selbsthypnose ist ein Werkzeug, das jetzt einen Unterschied machen kann. Sie können es jedoch erst beim nächsten Sturm verwenden. Der Trick liegt in der Prävention. Die nächste Sturmsaison beginnt jetzt.

ZYKLUS DER GEGENSEITIGEN WERTSCHÄTZUNG VON STÜRMEN

(Ihr Band sollte weiter abgespielt werden)

Klar, der Donner ist laut.

Sein Schimpfen scheint speziell auf Sie gerichtet zu sein, und seine plötzlichen Lichtblitze sind eine Überraschung.

Das wissen Sie wahrscheinlich bereits, denn es ist allgemein bekannt.

Es mag eine Zeit gegeben haben, als Sie ein kleiner Junge waren und das Wetter sehr rau war.

Du warst jung und unerfahren, also machte es nur Sinn, dass dir etwas so Fremdes Angst machte.

Aber wusstest du, dass ich nichts Gutes vorhatte?

Der Himmel verdunkelte sich plötzlich und eine Kakophonie widerhallender Geräusche erfüllte die Nacht.

Seltsame Lichter tauchten aus dem Nichts auf und eine Brise ließ die Blätter der Bäume rascheln. Erwachsene sind diejenigen, an die sich Kinder wenden, um ihnen zu helfen, die Welt zu verstehen.

Sie haben sich instinktiv an Menschen in Ihrer Nähe gewandt, um sicherzustellen, dass alles in Ordnung ist.

Es ist so schade, dass niemand eine Erklärung für die seltsamen Naturphänomene des Orients während liefern kann

Er sagt dir: „Ja, ein Sturm ist heftig und wütend, aber seine Stärke und Intensität hat auch Schönheit.

Die Umgebung bietet eine Lichtshow mit Musik im Y Clear the Air. Vielleicht hatte der Erwachsene, mit dem du damals zusammen warst, auch Angst vor Gewittern und wusste nicht, wie er dich in Sicherheit bringen sollte, aber egal, es war vor langer Zeit sehr stürmisch.

Bewaffnet mit dem, was Sie jetzt wissen, können Sie Ihre Situation jetzt neu bewerten und zu einer neuen Schlussfolgerung über Ihre Chancen kommen.

Alles, was zählt, ist, dass Sie bereit für eine Schicht sind.

Es ist unvermeidlich, dass alter Groll wieder auftaucht und den zusätzlichen Stress mit sich bringt, den Sie zu Recht fürchten.

Sorge kann nützlich sein, wenn sie die Menschen dazu veranlasst, Vorkehrungen zu treffen, um das Auftreten potenziell gefährlicher Situationen zu verhindern. Narren.

Der Respekt vor der Natur ist für die psychische Gesundheit unerlässlich und kann durch ein besseres Verständnis reorganisierter kognitiver Prozesse gefördert werden.

Es ist Zeit, mit Traditionen zu brechen Stellen Sie sich vor und erleben Sie eine Lichtshow, die auf natürlichen Elementen basiert.

Lassen Sie den Himmel sein Lob singen, denn er tut dies ausschließlich zu Ihrem visuellen und akustischen Vergnügen.

Um sich auf ein bestimmtes Detail zu konzentrieren, erstellen Sie ein separates Symbol, das Ihrem Unterbewusstsein eine neue Bedeutung vermittelt. Beinhaltet neue positive Emotionen; sät neue Samen der Reflexion.

Einige sagen, dass es regnen muss, damit es sich füllt. Um einen Bogen in der Iris zu machen und ihn dann zu verwenden, möchte ich wissen, was Ihr Erfolgssymbol ist.

(Pause) Ich bekomme etwas von dieser ostasiatischen Ruhe und Stille. Ich kann sagen, dass es ihm bereits gelungen ist.

(Beenden Sie Ihr Band, indem Sie die Schritte beschreiben, die Sie zum Aufwachen unternehmen.)

KAPITEL 9
ZYKLEN FÜR GESUNDHEIT UND SCHÖNHEIT

SEINE EIGENE GESUNDHEIT.

Das Auf und Ab des Lebens lässt sich mit den vier Jahreszeiten vergleichen: Frühling, Sommer, Herbst und Winter. Es gibt eine natürliche Ordnung des Lebens, von der Geburt über das Erwachsensein bis zum Tod. Wenn eine Person, Beziehung, Familie, Heimat, Gemeinschaft, Stadt oder Nation nicht wächst, fällt oder stirbt sie; Wie das Lied von Bob Dylan sagt: „Wer nicht geboren ist, ist damit beschäftigt zu sterben ..." Es gibt jedoch einen Punkt des zarten Wachstums, an dem weder Wachstum noch Tod unmittelbar bevorstehen.

Wenn Sie ein helles und freundliches Zuhause wünschen, müssen Sie viel natürliches Licht und Luft hereinlassen. Ebenso müssen Sie, wenn Sie Ihren Körper in Topform halten wollen, positive Gedanken und Emotionen in Ihrem Geist zulassen. „Lass das Sonnenlicht rein", wie das Lied heißt.

Wenn Sie körperlich schwach sind, beginnen Sie, Ihren Körper zu trainieren. Wenn Ihre geistigen Fähigkeiten schwach sind, fangen Sie an, Ihren Geist zu trainieren. Wenn Sie ein langes und erfolgreiches Leben führen möchten, besteht das Geheimnis darin, weiter zu lernen, erfolgreich zu sein und zu wachsen.

Cayce: "Wie verhindert man das Altern?"

Mit seinem Aussehen zu tun?

Edgar Cayces kurze Antwort war: „Der Geist".

(1947-4)

Natürlich und wohltuend für den Geist, ist Selbsthypnose eine großartige Ergänzung zu jeder Diät.

Eine gesunde Denkweise ist eine der besten Möglichkeiten, Krankheiten im physischen Körper zu bekämpfen. Wenn Sie einen starken und gesunden Körper wollen, müssen Sie sich nur auf Ihre Gesundheit konzentrieren.

EIGENER GESUNDHEITSKREISLAUF

(Halten Sie Ihr Band hier nicht an.)

Sieh dich an; Sie werden sehen, dass Sie dieselbe Person sind, die in einem Ozean aus reinem weißem Licht treibt, so weich wie der Morgennebel. Sie lernen, Ihr eigenes Bewusstsein und Ihren eigenen Intellekt zu nutzen, um es zu lenken und die heilende Kraft des Universums anzuzapfen.

Bitte akzeptiere diese heilende Energie so wie sie ist. Dadurch bin ich in der Lage, tiefes Wissen über alles, was Sie sind, reibungslos zu vermitteln. Die sanfte, prickelnde Energieheilung muss auf jeden Muskel, jede Zelle und jedes Molekül gegossen werden.

Dieses erleuchtende Leben ist in dir aktiv und strahlt aus deiner stillen Vergangenheit.

Spüren Sie das beruhigende Licht seiner therapeutischen Leuchtkraft, das Ihren ganzen Körper in sanfte, ewige Wellen des Komforts taucht. Erleben Sie mehr Glanz, Kraft und Wärme; Nutzen Sie die Woge von Kraft, Vitalität, Emotion und Freude, die es mit sich bringt.

Gesundheit ist weitgehend ein mentales Spiel. Tatsächlich bist du genau das, was du dir vorstellst. Und jetzt fängst du an, deine Vorurteile neu zu ordnen. Ein starker und glücklicher Körper ist das Produkt einer positiven mentalen Einstellung.

Da Gesundsein in erster Linie ein mentaler Zustand ist, können Sie Ihre Gedanken nun aktiv und unbewusst auf dieses Ziel richten. Wenn Ihr Geist gesund ist, folgt Ihr Körper diesem Beispiel. Indem Sie gesunde Schritte unternehmen, können Sie Ihre Gesundheit verbessern. Impfung, eine bewährte Methode zur Vorbeugung von Krankheiten

Die Einstellung ist der erste Schritt zu einem gesunden Leben. Was Sie konsumieren (Essen, Trinken und Ideen) bestimmt, wer Sie sind. Seien Sie vorsichtig, wenn Sie Ihre Auswahl treffen. Eine

Ernährungsumstellung kann Ihnen dabei helfen, Ihre Meinung zu ändern. Ja Nein.

Das Konzept, seinen Geist zu nutzen, um das körperliche Selbst aktiv zu beeinflussen, ist nicht neu. Seit Jahrhunderten ist diese Praxis unter Yogis, Kampfkünstlern und Philosophen üblich. Ihre Fähigkeit, Ihre Herzfrequenz, Ihren Blutdruck und Ihre Muskelspannung zu regulieren, hängt von Ihrer Fähigkeit ab, diese bewusst zu kontrollieren.

Die Sorge, der Schrecken und die Wut des Körpers haben eine physiologische Reaktion auf das, was im Wesentlichen emotionales Unbehagen ist, das eine Depression sein kann. Unter extremem Druck steigt der Blutdruck, Muskeln versteifen und verkrampfen sich, der Magen dreht sich um und das Herz rast. Angeblich stört all dieses Durcheinander das Gleichgewicht von Körper Y und verringert seine Widerstandsfähigkeit gegen Schaden.

Aber jetzt kann Ihr Körper Ihnen eine positive Reaktion geben, wie Ruhe und Glück. Es ist möglich, sich gleichzeitig ruhig, selbstbewusst und bewusst zu fühlen. Die wirksamste Heilung ist diejenige, die alte Einstellungen wiederherstellt, die die moderne Medizin schließlich als Quelle vieler Leiden erkannt hat, von denen ich weiß, dass sie ihren Ursprung im Geist haben. Denn wenn Sie Ihren Körper so gut wie möglich machen wollen, müssen Sie zuerst Ihren Geist so gut wie möglich machen. Machen Sie Ihren Geist so schön wie Ihren Körper.

Indem Sie sich selbst trainieren, besser zu denken und zu fühlen, werden Sie verstehen, dass Ihr physischer Körper auch das physische Heiligtum Ihres mentalen und spirituellen Selbst ist. Um sein Haus zu reparieren, ist das, was ich brauche, in deinem Kopf, und du hast die Macht.

Ihr Körper kann durch Ihren Geist und Ihre Seele revitalisiert werden.

Die Kombination aus Erholung und körperlicher Aktivität gibt Ihrem Körper schnell seine jugendliche Vitalität zurück. Du lässt deinen Körper so alt werden, ohne deine Denkweise zu kontrollieren. Mit regelmäßiger Bewegung, einer nahrhaften Ernährung und einer glücklichen Lebenseinstellung kann sich der Körper wieder jung fühlen. Sich zu verjüngen bedeutet, sich wieder jung aussehen und fühlen zu lassen. Sie können Ihren Körper wiederherstellen und Ihren inneren Heiler aktivieren.

Körper, Geist und Seele sind miteinander verbunden und bilden ein Ganzes. Wenn ein Teil deaktiviert ist, kann dies zu Dominoeffekten auf das gesamte System führen. Kultiviere daher einen gesunden Geisteszustand, um einen gesunden Körper zu erzeugen. Deine physische Form existiert, um deinem Unterbewusstsein zu dienen.

Der Geist ist die Funktion Object() {[nativer Code]}. Dein Körper ist wie ein Haus, das dein Geist bauen kann. Bauen Sie eine solide Basis auf und stylen Sie sie dann so, dass Sie sich leicht entspannen können. Genauso wie Sie Ihre Individualität durch die Einrichtung Ihres Hauses ausdrücken können, kann dies auch Ihr Körper tun. Sorgfältige Konstruktion ist unerlässlich.

Sie können jetzt damit beginnen, Ihre Vorstellungskraft zu nutzen, um einen neuen und gesunden Körper aufzubauen, so wie alle großen Errungenschaften im Kopf beginnen. Sie haben einen Zustand der Verjüngung und Regeneration eingeleitet.

Ein klares geistiges Bild davon zu haben, wer Sie sein möchten, kann Ihnen dabei helfen, dieses Bild zu erreichen. Schätzen Sie das Image robuster Gesundheit. Erinnere dich zuerst an sie. Sie sind körperlich in der Lage, Ihre Pläne und Aktivitäten auszuführen, da Sie bei guter Gesundheit sind. Das Bild oder Emblem guter Gesundheit, das Sie behalten möchten. (Pause) Stellen Sie sich seinen Erfolg vor und genießen Sie die verbesserte Denkweise, die er mit sich bringt. Das eingravierte Wissen, das er jetzt besitzt.

Fragen Sie sich jetzt nach seinen Gedanken, um ihm zu helfen, seinen Traum zu verwirklichen. Sag ihm, dass du es schaffen kannst, indem du einfach darüber nachdenkst. Wünsche werden so leicht erreichbar, dass Sie sie wahr werden lassen können. Ihre derzeitigen Bemühungen, einen positiven mentalen Zustand und körperliches Wohlbefinden aufrechtzuerhalten, haben dies für Sie deutlich gemacht.

Geist, Herz und Körper arbeiten alle zusammen, um die Gesundheit wiederherzustellen. Entweder auf einer spirituellen Ebene – oder die gleiche Zeit geschieht auf all diesen anderen Ebenen.

(Vervollständigen Sie Ihr Band mit dem Erweckungsprozess)

VERURSACHT DURCH STRESS

Haben Sie das Gefühl, dass die Zeit an Ihnen vorbeizieht? Hatten Sie jemals das Gefühl, dass Sie Ihr Leben mit der mittleren Geschwindigkeit leben, bei der Sie zur Arbeit gedrängt werden? Dieser Radweg in östlicher Richtung ist für schnelle und geräuscharme Verbindungen optimiert.

Obwohl Stress für die Entwicklung notwendig ist, soll dieses Buch den Lesern helfen, mit den Belastungen umzugehen, denen sie im Alltag unvermeidlich ausgesetzt sind. Körperliche, geistige, seelische und seelische Belastungen betreffen jeden von uns.

Die Verkehrsmetapher wird in diesem Zyklus verwendet. Dies dient jedoch nur als Beispiel, und da sich Stress bei verschiedenen Menschen zu unterschiedlichen Zeiten auf unterschiedliche Weise manifestiert, kann es hilfreich sein, einen östlichen Zyklus an Ihre eigenen Bedürfnisse anzupassen. Passen Sie Analogien, Hinweise und mentale Bilder an Ihre Bedürfnisse an.

Es muss eine Pause vom ständigen Geplapper des Lebens geben, und diese Ruhe findet man in Phasen der Entspannung. Auf dem Spielfeld macht ein Fußballspieler häufig mehrere Schritte nach hinten, um nicht in die gegnerische Endzone gezogen zu werden. Eine nützliche Fähigkeit ist die Fähigkeit, vor dem Handeln innezuhalten, wodurch Sie Ihre Gedanken sammeln und die Situation objektiver einschätzen können.

AUSWIRKUNGEN VON STRESS AUF EINEN SICH WIEDERHOLENDEN ZYKLUS

Kann ich dieses Gefühl der Ruhe und des Wohlbefindens jederzeit und nicht nur zu Hause erleben? Wenn ich für ein paar Minuten die Augen schließe, kann ich mich an diesen Ort transportieren, wann immer ich will.

Je mehr ich das tue, desto mehr Frieden und Harmonie werden Teil meines Lebens.

In meinem Kopf kann ich immer wieder „Entspann dich“ sagen, wenn ich meine Augen schließe, tief einatme und ein paar Minuten zurücktrete. Dieses einfache Verfahren hat mir geholfen, ein besseres Gleichgewicht zwischen meinen äußeren Handlungen und meinen inneren Gedanken zu finden. Wenn ich meine Augen öffne und vortrete, der Situation gegenüberstehe, wächst meine Entschlossenheit proportional zur Schwierigkeit der Anforderungen, die an mich gestellt werden.

Meine Meditationspraxis hilft mir, mich selbst und andere besser zu verstehen. Um die Angst zu lindern, trainierte ich mich, eine praktischere Lösung zu finden, anstatt mich mit dem vorliegenden Problem zu beschäftigen oder irrationalen Bedenken nachzugeben. Ich lerne, die fantastischen gesundheitlichen Vorteile zu bewahren, die ich letztendlich trotz der unvermeidlichen Rückschläge auf dem Weg zur Erreichung meiner Y-Ambitionen ernten werde.

Bin auf allen Ebenen gleichzeitig im Frieden mit mir selbst, einschließlich physischer, zerebraler, emotionaler und ätherischer. Indem ich auf innere Ruhe und Erfüllung hinarbeite, stelle ich fest, dass ich besser in der Lage bin, mit den Herausforderungen der Außenwelt umzugehen.

Ich mache ab und zu gerne die „Ich bin ein Auto“-Denkübung. Wie beim Starten eines Autos kann ich sanft in den Tag starten und dann langsam die Geschwindigkeit erhöhen. Allgemeinwissen über

Umwelt und Verkehrslage ist für mich selbstverständlich.

Ich nahm jeden Tag die Hauptverkehrsadern zu meinem Zielselbst und gab an den neuen Kreuzungen sehr nachdenkliche Stimmen ab. Obwohl ich weiß, dass ich jederzeit langsamer fahren kann, fahre ich in der senilen Zeit immer noch sehr schnell. Wann immer ich will, kann ich den Energiefluss stoppen oder starten.

Am Ende des Tages verlangsamte ich mein Tempo auf ein Plus und kehrte das Verfahren um. Nachdem ich morgens das Tempo erhöht habe, gehe ich jetzt wieder entspannt spazieren. Vorerst habe ich die Maschine ausgeschaltet und die Arbeit daran beendet.

Jetzt, da der Y-Day vorbei ist, kann ich zurückblicken und dankbar sein, dass ich meinen bestmöglichen Job gemacht habe.

In meinen Augen bin ich verantwortlich und mir bewusst, wie viele Ys ich verdiene und warum. Während meines Tages mache ich oft kurze Pausen. Freunde und Kollegen erzählen mir, wie sie dahin gekommen sind, wo sie jetzt sind.

Leichtigkeit und Effizienz kurz gesagt, ich habe es endlich geschafft. Bevor ich ein neues Projekt beginne, gebe ich mir immer ein paar Minuten Zeit, um über die Vor- und Nachteile nachzudenken, ob es nicht Zeitverschwendung im Freien oder Materialverschwendung ist. Vorsichtig setze ich einen

Fuß vor mich. Auch das von mir verwendete Energiemedium Y-Wetter ist sehr effektiv.

Ich setze in meinen Gedanken ein Symbol meiner selbst fest. Der Gedanke, mein Ziel zu erreichen und dieses wunderbare Erlebnis zu haben, erfüllt mich mit Zuversicht und Gewissheit, dass ich mein Ziel bereits erreicht habe. Ein positives Endergebnis, das stelle ich mir vor.

Die tägliche Erholung und Verjüngung hat mich zu einem energischeren und effizienteren Arbeiter gemacht. Je mehr ich herausgefordert werde, desto eher kann ich ruhig, selbstbewusst und optimistisch reagieren.

(Beenden Sie Ihr Band, indem Sie erklären, wie Sie aufstehen.)

UNABHÄNGIGE SEXUELLE GANZHEIT

Sexuelle Befriedigung kann nicht erreicht werden, ohne zuerst etwas über die eigene Sexualität zu lernen. Edgar Cayce, ein Pionier in Sexualerziehung und ganzheitlicher Gesundheit, hat mit seinen Lektüren dazu beigetragen, ihn zu einem Pionier auf beiden Gebieten zu machen. Laut einer umfassenden Lesung vom 10. Juli 1935, in der die Notwendigkeit der Sexualerziehung diskutiert wurde, ist sich die Mehrheit der Menschen nicht bewusst, dass sexuelle Erregung bestimmte physiologische Reaktionen im Körper auslöst, weil „Kinder vor der Pubertät nicht unterrichtet werden". " (826-6).

Den Quellen zufolge ist der beste Ausgangspunkt, die Eltern zu Hause zu erziehen und dann zu den Jungen überzugehen. Dann in den Lesungen:

Um die Vorbereitung der Schüler auf College-Kurse in Physiologie, Anatomie oder Hygiene nicht zu verzögern, sollten öffentliche Schulen mehr Ressourcen für den Unterricht in diesen Bereichen bereitstellen. Dennoch ist eine diesbezügliche Unterweisung von klein auf erforderlich ...

826-6

Um sexuelle Befriedigung zu erreichen, müssen Sie sich mit sich selbst vertraut machen und sich wohl fühlen.

Die organische Natur der emotionalen und physiologischen Reaktionen des Körpers. Es ist wichtig für ein erfülltes Sexualleben, und dieser Zyklus wird Ihnen helfen, sich mit dieser Tatsache abzufinden. Die Verbesserung des Sexuallebens beginnt mit Bildung und liegt, sofern keine körperliche Störung vorliegt, vollständig in der Kontrolle des Einzelnen. Weiter oben in diesem Buch haben wir gesehen, wie Suggestions- und Ausstellungstechniken verwendet werden können, um einen persönlicheren Zyklus aufzubauen, was nützlich ist, wenn Sie nach einem bestimmten sexuellen Ideal suchen.

Er half den Menschen im Östlichen Zyklus, ihre Hemmungen und unvernünftigen Sorgen zu überwinden, damit sie ihre tiefsten Gefühle mitteilen konnten. Einige Paare haben berichtet, dass dies ein neues Gefühl der Offenheit in ihrer Kommunikation ermöglicht hat. Dass Sex der reinste Ausdruck der Liebe und des Vertrauens eines Paares zueinander sein kann, ist eine Quelle sowohl sexueller als auch emotionaler Befriedigung. Die spirituellen Dimensionen des Liebesspiels können durch Vor- und Nachbereitung mit Phasen der Stille, Musik oder Massage verstärkt werden.

ZYKLUS DER SEXUELLEN ERFÜLLUNG

(Halten Sie Ihr Band hier nicht an.)

Es ist durchaus möglich, ein gesundes Gewicht zu halten und sich regelmäßig körperlich zu betätigen.

Lernen Sie, Ihr sexuelles Potenzial voll auszuschöpfen. Mit diesem neuen Wissen können Sie möglicherweise eine positivere geistige Einstellung gegenüber allen Facetten eines aufregenden und harmonischen Sexuallebens mit Ihrem Ehepartner entwickeln. Sie müssen sich den Erwartungen anderer Menschen anpassen, bevor Sie sich selbst wirklich verstehen und akzeptieren können. Sie können sich trösten, wenn Sie wissen, dass Sie in Ihrer physischen Form authentisch, ruhig und sicher sind.

Sie müssen sich auf Ihre Intuition und Ihren Instinkt verlassen, um Ihren persönlichen Stil zu entwickeln. Dieses Wachstum

Mit jedem neuen Treffen erwerben die beiden Partner Wissen und nähern sich dank der Liebe, die sie teilen. Eine ansprechendere und erfüllendere Version ist da. Sie brauchen nicht zu analysieren oder zu vergleichen, zu zweifeln oder zu prahlen, zu beschwören oder zu versprechen; Nehmen Sie einfach jede körperliche Empfindung für das, was sie ist, und genießen Sie sie zu ihren eigenen Bedingungen. Alles, was Sie tun müssen, ist, tief durchzuatmen und die Situation als etwas Natürliches und Angenehmes zu behandeln.

Ihr Körper hat ein angeborenes Verständnis für seine eigenen Bedürfnisse und weiß mit Sicherheit, ob diese Bedürfnisse erfüllt werden oder nicht. Indem man mit der richtigen Hilfe ein Lächeln aufsetzt, ist es möglich, schlummernde Leidenschaften und Talente freizusetzen und Spaß mit ihnen zu haben. Kunst zu machen ist eine großartige Möglichkeit, Ihr Selbstwertgefühl zu stärken und Sie mit Freude zu erfüllen. Durch Beobachtung kommen Sie auf neue Ideen. Es ist eine berechtigte Frage, ob Sie morgens oder abends leidenschaftlicher sind. Was die Beleuchtung betrifft: „Ich ziehe es vor, das Licht gedimmt oder die Kerzen anzulassen, und was den Ton angeht, kann ich beides nehmen.“ Ungläubig: "Was bedeutet mein Körper für mich?" Die Frage war dann: "Wie kann ich mehr Mitgefühl haben?"

Die Lehre des gemeinsamen Wachstums wird von Generation zu Generation weitergegeben und unterliegt ungeschriebenen, aber weit verbreiteten Standards.

Dauerhafte Zufriedenheit ist weder ein Rennen bis zum Ziel noch ein Wettstreit darum, wer als Erster rauskommt. Für einige ist das orgastische Vergnügen zweitrangig gegenüber der emotionaleren Erfüllung, die durch leichte Berührungen, beruhigende Worte oder eine enge Umarmung erreicht werden kann. Mit anderen zu spielen und eine gute Zeit zu haben, ist oft lohnender als die Aktivität selbst.

Der Schlüssel zum sexuellen Frieden ist eine Flasche Y, die jeder teilt. Schon jetzt ist klar, dass das Wetter Grenzen hat.

Manche Menschen finden, dass Alkoholkonsum ihnen hilft, sich zu verlieben. Es ist die perfekte Gelegenheit, sich mit Ihren Lieblingssongs, einem Freund und einer großartigen Tasse Kaffee zu entspannen. Es ist angenehm, mit ihm zusammen zu sein, allein oder in Gesellschaft.

Sprechen Sie darüber, was Sie wollen und brauchen und wie sehr Sie die Dinge schätzen, die Y für Sie tut. Freie und offene Kommunikation zwischen Menschen.

Gönnen Sie sich eine sanfte und tiefe Berührung.

Nutzen Sie Ihre Vorstellungskraft, um die perfekte romantische Partnerschaft zu inszenieren. Stell dir dich als jemanden vor, der gleichermaßen in der Lage ist zu geben und zu empfangen, zu tun und zu akzeptieren, zu sprechen und zuzuhören. Sie lassen Glück und Freude Sie und das Tempo bestimmen, in dem Ihr Leben festgelegt ist.

Stellen Sie sich vor, wie Sie die Liebe mit Ihrem Geliebten teilen. Erleben Sie den Ansturm positiver Verstärkung und, was noch wichtiger ist, finden Sie heraus, wer Sie wirklich sind, nachdem Sie Liebe gezeigt haben. Irgendwann wird dieses Licht leuchten. Die richtigen Zutaten: eine harmonische Darstellung von Einheit und Harmonie. Tanken Sie Freude und Zufriedenheit.

Und ich bin sicher, dass sie beide die Gesellschaft des anderen genießen. Vielleicht hörst du deinen Partner in deinem Kopf sagen: „Wow, das war fantastisch." Es war ein Ja, das ist sicher. Gefühl

Es ist, als hättest du es bereits, und ich bin dankbar für die Freude, mit dir am Leben zu sein.

(Beenden Sie Ihr Band, indem Sie die Schritte beschreiben, die Sie zum Aufwachen unternehmen.)

VOM ERFOLG BESESSEN

Es wurde gescherzt, dass "Gott sei Dank ist Montag!" ist das Motto eines Überfliegers. Mit anderen Worten, es ist in Ordnung, sich anzustrengen und erfolgreich zu sein, aber es ist auch möglich, die Bedeutung all des Glücks, das einem begegnet, zu überschätzen. Manche Menschen brauchen sanfte Schübe, um die Trägheit zu überwinden, während andere ein langsameres Tempo brauchen, um die Ergebnisse ihrer Arbeit zu genießen. Die Umsetzung ist schön, und der Rest ist auch gut.

Menschen, die sich zu sehr anstrengen, können am Ende doppelt so schnell fahren, ohne wirklich irgendwohin zu kommen. Diese Schleife soll Erholung für diejenigen bieten, die oft an ihre Grenzen gehen. Erstaunlicherweise können sie, sobald sie sich beruhigt haben, in kürzerer Zeit mehr tun. Der beste Weg, um Klarheit und eine neue Perspektive zu gewinnen, ist das Innehalten.

Nutzen Sie diese Vitalität und Sie werden die Früchte eines lebendigen Lebensstils ernten. Sobald jedoch Y-Treffer gesammelt wurden, ist es entscheidend, langsamer zu werden oder den Gang vollständig zu wechseln. Der östliche Zyklus erleichtert und ermöglicht dies.

DEDIZIERTER SIEGESZYKLUS

(Halten Sie das Band bitte nicht an.)

Entspannen Sie sich und atmen Sie lang und tief durch. Machen Sie eine Pause für einen Moment der Ruhe und Entspannung.

Spüren Sie, wie die Worte „ruhig“ und „entspannen“ durch Ihren Körper hallen.

Sie haben es endlich geschafft, sich zu beruhigen und zu entspannen. Tee gibt Ihnen ein wunderbares Gefühl.

Stellen Sie sich nun einen sanften Wasserstrahl vor, der Sie sanft umhüllt.

Die Wärme ist sanft und wohlig und umhüllt Ihren Körper von unten bis oben.

Sie haben einen Ort der Ruhe gefunden, an dem Y.

Atmen Sie ruhig tief ein, wie es die Natur vorgesehen hat, was kein Grund zur Sorge ist, da Wasser allen Stress absorbiert.

Du scheinst im Moment ziemlich bequem zu sein.

Beruhigt jeden Muskel, während Calm down Y Sie von Kopf bis Fuß streichelt.

Es gibt eine Menge von diesen leichten "Nie-zuvor-Sinn-im-Tee" herumschwirren,

Hat dich am Wasser in Fetzen gelassen

Flüssigkeitsähnliche Fließfähigkeit der Bewegung -

Gehen Sie sanft in das Y und kommen Sie sanft und gelassen heraus

Befreien Sie sich von Stress und Verpflichtungen und beruhigen Sie sanft in den Schlaf,

In einer sehr ruhigen Gegend.

Gehen Sie mit dem Strom wie die Wellen am Strand,

Sich als Teil des Geschehens zu fühlen, wie Water it, und auf der Welle dieses immer harmonischen Schwungs zu reiten.

Und jetzt, während ich von zehn auf eins herunterzähle,

Dort angekommen, werden Sie sich gleich viel wohler fühlen.

Zehn...neun...acht...sieben...sechs...fünf...vier...drei...zwei zu eins... Du scheinst jemand zu sein, der im Auge behalten kann auf den Preis.

Sie haben viele Ideen, um sich und Ihr Leben zu verbessern.

Sie haben viel Vitalität und Lebensfreude.

Mit der grenzenlosen natürlichen Vitalität von Y genießen Sie jeden Tag das Leben in vollen Zügen.

Haben, und es wird Zeiten geben, in denen Sie vergessen, seinem Körper die Ruhe zu geben, die er braucht, um richtig zu funktionieren.

Es gibt Höhen und Tiefen im Leben, genau wie es Jahreszeiten gibt.

Diese Schwankungen sind wesentlich für Ihr Verständnis von East Balance.

Möglicherweise haben Sie einen Teil des Problems entgleiten lassen, während Sie sich auf den anderen konzentriert haben.

In diesem Fall ist die Erklärung einfach.

Vielleicht hast du dich zu sehr bemüht, ein bestimmtes Ziel zu verfolgen.

Der starke Y-Griff bleibt bestehen, aber jetzt sehen wir, dass das Gleichgewicht in Ordnung ist

Habe das Gegenteil des gewünschten Ergebnisses.

Mir ist bewusst, dass die gleiche kinetische Energie über die Energiestrahlen des Speers ja an mehrere Stellen übertragen wird. Aber es war der Strohhalm, der dem Kamel den Rücken brach. Jetzt sollten Sie versuchen, Ihren Tagesablauf zu straffen.

Erkennen Sie jetzt Ihre Energiegewohnheiten?

Und Sie können Ihre essentielle Energie lenken, nutzen und entladen, wie Sie es für richtig halten.

Schau gut in den Spiegel.

Denken Sie an Zeiten zurück, in denen Sie das Gefühl hatten, unbegrenzte Energie zu haben.

Vielleicht schicke ich Ihnen eine Rechnung über den stark schwankenden Energiepreis.

Es war für Sie nicht nützlich und hat Sie wahrscheinlich viel Zeit und Mühe gekostet.

Es war immer eine orientalische Atmosphäre, als ich hierher kam,

Schließen Sie die Augen und zählen Sie von zehn bis eins herunter

Lass die Spannung los,

Spüren Sie, wie sich Ihre Muskeln entspannen und in ihren natürlichen Zustand zurückkehren, während sich Geist und Seele in einen Zustand der Ruhe und Gelassenheit begeben.

Gib dir die Erlaubnis, eine Pause von der ständigen Verarbeitung deiner Gedanken zu machen, indem du mit derselben Person auf ein Date gehst. Entspannen Sie sich und setzen Sie sich,

Es wird heute noch einfacher sein als zuvor.

Haben Sie Ihr Leben neu gestaltet, indem Sie diesen Tee getrunken und Ihre Pläne und Aktivitäten organisiert und zusammengefasst haben?

Wenn Sie sich körperlich oder geistig zu sehr anstrengen, ist es an der Zeit, Ihrem Körper eine Pause zu gönnen.

Da Sie jetzt jeder oder alles werden können, was Sie sich vorgenommen haben, wird die Priorisierung Ihrer Verpflichtungen ein Kinderspiel. Bitte atmen Sie tief durch und entspannen Sie sich.

Und wenn es einmal nötig sein sollte, können Sie beruhigt sein, weil Sie wissen, dass Ihr Körper und Geist in guten Händen sind.

Sie können sich jeden Tag oder jede Woche Zeit nehmen, um all Ihre besten Melodien zu hören.

Sie sollten Ihr Glück feiern, indem Sie wetterangepasste Getränke trinken.

Lange nachdem diese Sitzung beendet war,

Jeder Fall, in dem ein Verhältnis von zehn zu eins mit einer Praxis zusammenhängt

Es besteht die Möglichkeit, dass Sie den Zustand der Ruhe und Leichtigkeit, in dem Sie sich gerade befinden, nachahmen können, wenn Sie nach Osten reisen.

Seien Sie stolz darauf, dass Sie so viel Ausdauer haben, auf die Sie zurückgreifen können.

Und verstehen Sie, dass es einfach ist, diese Energie zu harmonisieren und in eine Form umzuwandeln, die es dem Tee ermöglicht, zu gedeihen.

Mach das Beste daraus.

Es ist ein Rätsel, wie es dieser Person gelang, sowohl Entspannung als auch Stille zu erreichen.

Was wurde erreicht und was Sie erleben werden

In meinem Herzen weiß ich, dass du derjenige sein könntest.

Egal was passiert, Sie können einen Zustand des inneren Friedens und die Kontrolle über Ihre Energie bewahren.

(Beenden Sie die Aufnahmeprozedur d wacht in Ihrem Band auf.)

AUFGRUND IHRER DÜNNEN ZUSAMMENSETZUNG

Fällt es Ihnen schwer, ein gesundes Gewicht zu halten? Ist Ihr Leben ein endloser Kreislauf von Gewichtszunahme und Gewichtsabnahme? Haben Sie fast Ihr gesamtes Lebensunterhaltsgeld verwendet, um etwas Neues auszuprobieren? Wenn es um Ihren Verstand geht, nicht um Ihren Magen oder Ihren Mund, kann Selbsthypnose die Antwort sein, nach der Sie suchen.

Nur durch Bewegung und eine Änderung des Essverhaltens kann Übergewicht sicher und effektiv bewältigt werden. Vielleicht haben Sie auf die harte Tour gelernt, dass Eliminationsdiäten kontraproduktiv sein können. Befürworter des Unterhaltsgeldes bestehen darauf, dass Nein, Sie können nicht essen, was einen inneren Kampf auslöst, der das Verlangen nach Nahrung anheizen könnte. Eine effektivere Methode ist eine ausgewogene Ernährung mit drei Mahlzeiten am Tag, einschließlich schmackhafter Lebensmittel in moderaten Mengen. Autohypnose kann Ihnen helfen, Ihre eigenen Ausgabenlimits festzulegen.

Wenn du nicht zuerst deine Denkweise änderst, werden dir auch noch so viele spezielle Trainingsanzüge oder Wundermittel nicht helfen. So wie ein dünner Geist zu einem schlankeren Körper führt, führt ein gesunder Geist zu einem gesünderen Körper.

Beseitigen Sie überschüssiges Fett schnell und gesund mit Hilfe von ostasiatischem Zyklustee. Sie können sich selbst als schlank, gesund und voller Vitalität neu vorstellen.

SIE FAHREN FAHRRAD, UM GEWICHT ZU VERLIEREN

(Halten Sie Ihr Band hier nicht an.)

Wenn Sie sich in dieser Position befinden, essen Sie mehr, als Ihr Körper benötigt oder will. Weder dein Magen noch deine Zunge können dich zum Essen zwingen; Es liegt ganz bei dir, Geist. Wenn Sie neue Routinen etablieren und neue Höhen in Ihrem Leben erreichen möchten, ist jetzt der richtige Zeitpunkt dafür.

Das Selbst legt den Grundstein für ein neues, glückliches und schönes Ich.

Die Tatsache, dass Sie sich besser fühlen und mehr Energie haben, wenn Sie weniger essen, ist entscheidend dafür, dass Ihr neues optimistisches Ich Realität wird. Wenn Sie weniger essen, fühlen Sie sich wohler und lächeln mehr. Jetzt, da Sie weniger essen, spüren Sie möglicherweise die Vorteile.

Wenn Sie Ihre Nahrungsaufnahme reduzieren, werden Sie feststellen, dass Sie mehr Geduld und Antrieb haben.

Obwohl es jetzt weniger Kommas gibt, steht mehr Energie zur Verfügung.

Dass Sie Ihren Appetit zügeln können, ist für Sie jetzt eine Quelle des Glücks. Jedes Mal, wenn Sie Ihre

Kalorienaufnahme einschränken, verstärken Sie dasselbe Verhalten, das zur gewünschten Körperzusammensetzung führt. Jedes Mal, wenn Sie die bewusste Entscheidung treffen, diese Version von sich selbst zu repräsentieren, öffnen Sie sich für neue Ebenen von Gesundheit und Glück. Ich habe die gleichen guten Vibes und Aromen im Kopf, wenn ich an dich denke.

Noch bemerkenswerter ist, dass Sie jeden Tag neue Muster in Ihrem Essverhalten erstellen. Moderne Annehmlichkeiten machen gesundes Essen jeden Tag weniger lästig. Gewinnen Sie eine neue Kraft, und diese Kraft ist die Kraft, vernünftig zu essen. Sie müssen nicht auf sich selbst verzichten, um gesund zu sein.

Befriedigt

Wenn er diese verbesserte körperliche Fähigkeit nutzt, vermute ich, dass er fähiger und körperlich fitter wird. Plus Y plus wird jeden Tag stärker und schon bald wird gesunde Ernährung zu Ihrer zweiten Natur. So wie das tägliche Training Ihre Armmuskulatur stärkt, tut dies auch Ihr Gehirn. Sich täglich vernünftig zu ernähren, macht es viel einfacher, einen vernünftigen und vernünftigen Lebensstil aufrechtzuerhalten.

Wenn Sie sich vernünftig ernähren, fragen Sie sich, was Ihr Körper wirklich braucht.

Dann, wenn Sie bereit sind, vernünftig, gesund und glücklich zu essen, ist eine Tasse ostasiatisch inspirierter Body Y Tee alles, was Sie brauchen, um sich auf Ihr inneres Leitsystem einzustellen und zu erfahren, was Ihr Körper wirklich braucht. brauchen. Langsames und achtsames Essen bedeutet, sich auf den Kauvorgang zu konzentrieren und den verzehrten Snack zu berücksichtigen.

Zu einer gesunden Ernährung gehören mehr Obst- und Gemüsesäfte.

Wenn Sie durch Bewegung und gesunde Ernährung ein gesundes Gewicht halten, wird sich Ihr Körper auf das für Sie perfekte Niveau einstellen. Verwenden Sie Ihre Vorstellungskraft, um sich selbst als die Art von Person zu sehen, die Tee liebt. Vielleicht finden Sie es hilfreich, sich ein mentales Bild von sich selbst in der Form zu machen, die Sie sich vorstellen. Stellen Sie sich vor, Sie tragen die Kleidung, die Sie wirklich mögen. Erstellen Sie ein starkes geistiges Bild oder Symbol und behalten Sie es immer im Auge. (Pause)

Vielleicht möchten Sie Ihren Tagesablauf um 15 Minuten körperlicher Aktivität erweitern. Achten Sie bei der Y-Routine auf Ihre Atmung und genießen Sie einige Ihrer Lieblings-Workout-Songs. Behalten Sie genau im Auge, wie Sie Ihre neue Energie nutzen. Lassen Sie eine Ladung dieser frischen Energie durch Ihre Adern fließen und schaffen Sie ein neues, gesünderes Ich. Soweit ich weiß, sollte es sich anfühlen, schlank und gesund zu sein.

Stellen Sie sich Ihre Waage oder eine andere Waage vor und stellen Sie sie auf das exakte Gewicht ein, das Sie wiegen möchten. (Pause) Single Stellen Sie sich vor, Sie befinden sich in einer Welt, in der diese Dinge wahr sind: Sie wiegen die gewünschte Menge, Sie tun regelmäßig Sport, kräftigen Körperbau und Ihr Aussehen ist so, wie Sie es sich immer erträumt haben. Bis zu einem gewissen Grad haben Sie dieses Sicherheitsniveau bereits erreicht; Sie sind wirklich zufrieden mit den Ergebnissen und wie diese Lichter den Stolz widerspiegeln, den Sie darüber empfinden.

Du kannst Gesundheit manifestieren, indem du einfach darüber nachdenkst. Die Verbesserung der Gesundheit ist ein entscheidender Teil eines ganz neuen Ichs. Sorgen Sie für saubere Luft, ernähren Sie sich gesund und halten Sie Ihr tägliches Aktivitätsniveau aufrecht. Wenn Sie also Ihre Augen öffnen, wird Ihnen Ihr Unterbewusstsein sagen: „Nein, es gibt keinen Grund, mehr zu essen oder hungrig zu sein, denn ans Essen zu denken, und jetzt ist nicht die Zeit", und Ihr Bewusstsein wird Ihnen sagen, dass Sie sich sofort Gedanken zuwenden von Tee. Denken Sie an die besten und schönsten, die einfach herzustellen sind. Es kann alles sein, was Sie mögen, alles, was Ihre Fantasie anregt.

Sie können Freude an jeder Aktivität finden, die Sie unternehmen, egal ob Sie sie mit anderen oder alleine tun. Und was für ein tolles Unternehmen Sie sind. Seien Sie mit Ihnen, indem Sie Spaß finden. Wenn Sie sich die Zeit nehmen, sich selbst zuzuhören, stellen Sie vielleicht fest, dass Sie die Person, die Sie hören, mögen. Es ist möglich, eine angenehme Diskussion mit sich selbst zu führen, sogar Witze zu machen und Spaß zu haben. Lass mich mit dir singen und tanzen. Neben anderen Vorteilen ist die Entwicklung positiver Veränderungen in Ihrem Leben so einfach wie zu lernen, von derselben Person zu lieben und geliebt zu werden.

Ändern Sie Ihre Meinung, weil Sie feststellen, dass Ihre aktuelle Sichtweise falsch ist.

Stellen Sie sich vor, wie zufrieden Sie jetzt sind, da Sie schlank und gesund sind. Du hast herausgefunden, wie man ein schlankes Leben führt. Woran merkst du, dass der Rest der Welt recht hat und du nicht? Es ist offensichtlich, dass Sie große Freude daran haben, für sich und Ihre Lieben mit Sorgfalt und Sonnenschein zu kochen.

(Beenden Sie Ihr Band, indem Sie erklären, wie Sie aufstehen.)

AUFHÖREN ZU RAUCHEN

Wenn es darum geht, mit dem Rauchen endgültig aufzuhören, ist Selbsthypnose eine effektive und langanhaltende Option. Die Verwendung der East-Cycle-Methode zur Raucherentwöhnung reduziert die Wahrscheinlichkeit eines erneuten Auftretens und von Angstzuständen erheblich. Sie werden nicht zu viel essen, um die Zigaretten auszugleichen, sodass Sie die gleiche Größe beibehalten können. Tun Sie es für die Gesundheit Ihrer Lunge. Ihr Herz-Kreislauf-System und Ihr Herz werden es Ihnen danken. Beim Atmen wird es kühler. Sie werden ein allgemeines Gefühl von Wohlbefinden, Sicherheit und Freude verspüren. Am Ende sind es Ihre Lieben, die für die Veränderung am dankbarsten sind und Ihnen dankbar sein werden.

Alles scheint plausibel genug, um eine Untersuchung zu rechtfertigen. Verwenden Sie diesen Zyklus und berechnen Sie dann die Schlussrechnung basierend auf dem Datum Ihrer Arbeit. Denken Sie an sekundäre Vorteile,

Überlegen Sie, wie viel Sie für Dinge wie Zigarren und Zahnaufheller ausgeben könnten, wenn Sie nicht darauf verzichten müssten.

STEIG AUF DEIN FAHRRAD UND GEH RAUS UND RAUCHE

Mein Verstand ist wie ein hochqualifizierter Arzt; Er kennt sich sehr gut mit den Rezepten aus, die ich benötige, um einen gesunden und fitten Lebensstil zu führen. Mein Unterbewusstsein hat ein eingebautes Selbstkorrektursystem, das im gegenwärtigen Moment aktiv ist, um vergangene Muster neu auszurichten und meine Zukunft neu zu denken. Das Setzen von Zielen, die die psychische Gesundheit fördern, erfordert sorgfältige Überlegung. Ja, beginnen Sie von vorn, indem Sie die wichtigsten Ziele in Ihrem Leben identifizieren und priorisieren.

Ich beginne neu im Leben und will jeden Moment in vollen Zügen genießen. Frühere Einschränkungen meiner Lebensfreude wurden aufgehoben und ich habe jetzt die Kraft, Energie und Vitalität, mich voll und ganz auf meine Umgebung einzulassen. Aus irgendeinem Grund kann YI sich in kürzester Zeit entspannen und sich besser fühlen.

Einige meiner engen Freunde sagten mir, dass ich besser sehen könne als sie.

Ein einfaches tiefes Atmen und das mentale Mantra „Ich bin entspannt“ hilft mir, mich zu beruhigen, wenn Spannungen auftauchen. Ich habe alles unter meiner Kontrolle. In meinem neuen Körper erlebe ich vollkommene Gesundheit und Glück und kann das Leben in vollen Zügen genießen. Jeden Tag arbeite ich daran, mein Leben mehr mit meinen Werten und Zielen in Einklang zu bringen, und ich bemühe mich, dieses Leben für die Menschen in meinem Leben besser zu machen.

Wenn es darum geht, das Leben in vollen Zügen zu genießen, ist es weniger wichtig, mit dem Rauchen aufzuhören, als zum Beispiel, sich gut zu ernähren oder ausreichend zu schlafen.

Ich kann ihn sagen hören: "Großartig!" sehr lebhaft in meinem Kopf, wenn ich an Zigaretten denke oder wenn mir jemand eine gibt, oder wenn ich Rauch rieche oder wenn es eine andere Assoziation damit gibt. Er hat meine volle Aufmerksamkeit. Erhöhen Sie den Nachhall in meinem Kopf: „Großartig! Ich muss ein paar Mal tief durchatmen, also ja.

Mein Unterbewusstsein hat weitaus mehr Ressourcen, als mir derzeit bewusst ist. Im Moment arbeitet mein System daran, die Auswirkungen der Zigarrengifte zu eliminieren. Es würde einiges kosten, meinen Körper dazu zu bringen, das Rauchen einer Zigarre zu akzeptieren, aber selbst dann würde ich nein sagen. Wenn mir jemand eine Zigarre anbietet, lehne ich höflich mit einem „Nein, danke“ ab.

Wenn ich mit Rauchern zusammen sein muss, ist es beruhigend zu wissen, dass ein Acrylschirm zwischen mir und den giftigen Dämpfen steht. Eine Stimme wiederholt immer wieder: „Ich bin friedlich, ich bin entspannt. Seit die Luft in meinem Zuhause gereinigt ist, kann ich wieder tief und reinigend durchatmen und fühle mich erneuert in Kraft, Gesundheit und Vitalität. Destination Convening Beim Laufen oder Ausgehen lasse ich meiner Kreativität freien Lauf. Was auch immer Sie angenehm finden, tun Sie es.

In Gedanken sehe ich eine riesige Tafel, auf der das Wort „Zigarren“ steht. Gleich nachdem ich das geschrieben habe, gehe ich zur östlichen Tafel und streiche den ganzen Satz durch, zusammen mit all meinen Zigarren. Mein Wunsch und Bedürfnis zu rauchen verschwand. Um es anders zu formulieren: (Pause) Ich kann von vorne anfangen. Zurück zur Tafel lösche ich das Wort „Cigars“ und ersetze es durch das Wort „SUCCESS“ in Großbuchstaben.

Das richtige mentale Bild erreicht mein Gehirn und inspiriert mich, eine zu machen

Ein Hoffnungsschimmer, eine greifbare Darstellung meiner Errungenschaften. Ich erstelle eine neue mentale Datei, gefüllt mit angenehmen Empfindungen und einem Gefühl innerer Stärke.

Ich kann meine Ziele und Bestrebungen so visualisieren, wie ich möchte, und dieses beeindruckende Bild ist die Summe von jedem von ihnen. (Pause)

Wenn ich meine Augen öffne, bin ich hellwach und entspannt. Sobald ich von meinem Stuhl aufstehe, werde ich die Aufregung und Kraft spüren, zum ersten Mal seit langem wieder Nichtraucher zu sein. Ich spüre bereits, wie sich meine Lungen stärken und regenerieren.

In meinem Kopf besuche ich die Zukunft und visualisiere mich dort in mehreren Tagen, Wochen, Monaten, sogar Jahren. Der unglaubliche Höhepunkt des Erfolgs. Ohne zurückzublicken oder ängstlich oder ängstlich zu sein, weiß ich, dass er es beendet hat. Positiv: Bessere Erholung, längere Fahrt und allgemeines Wohlbefinden. Ich bin stolz auf die Ergebnisse meiner harten Arbeit.

(Beenden Sie Ihr Band, indem Sie erklären, wie Sie aufstehen.)

SICH VON SCHLAFLOSIGKEIT ERHOLEN

Hypnose ist eine wirksame, drogenfreie Alternative zu Schlafmitteln für Menschen mit Schlaflosigkeit. Y genießt eine gute Nachtruhe. Die meisten Menschen mit Schlafstörungen können nach einem aktiven Tag ihre Gedanken nicht „abschalten". Es fällt ihnen schwer, sich nachts zu entspannen, weil sie, anstatt sich auszuruhen, die Ereignisse des Tages in ihren Gedanken wiederholen und die Aufregung oder Verärgerung, die sie empfanden, noch einmal durchleben. Ich bin mir sicher, dass Kinder irgendwann einschlafen, aber ich fürchte, sie werden an Schlafqualität verlieren, weil sie sich Sorgen machen.

Diese Studie fügt neue Erkenntnisse zu einem kaum verstandenen Aspekt der menschlichen Erfahrung hinzu: Schlafen und Träumen. Wenn wir schlafen, schaltet sich unser Bewusstsein ab, damit unser Unterbewusstsein übernehmen kann. Viele luzide Träume und andere ätherische Begegnungen treten auf, während man schläft. Es ist auch eine produktive Zeit für kreative Aktivitäten wie Malen, Schreiben und Erfinden.

Während des Schlafs profitieren sowohl unser Körper als auch unser Geist von Erholungsprozessen; Insbesondere der Tiefschlaf wird mit körperlicher und emotionaler Wiederherstellung in Verbindung gebracht. Dasjenige, das Schlafprobleme korrigiert und heilt Nein, es ist nicht nur nützlich für Ihre Gesundheit, es ist sogar unerlässlich. Progressive Entspannung hat sich als der effektivste nicht-pharmazeutische Ansatz zur Behandlung von Schlaflosigkeit erwiesen.

Der progressive Entspannungszustand Es ist unglaublich einfach! Was kann getan werden, um den ganzen Körper systematisch zu entspannen? Ich hatte Männer in meiner Familie, die in der Vergangenheit Schlafprobleme hatten, also weiß ich, dass sie nicht einzigartig sind. Finger einschlafen, Knöchel einschlafen, Beine einschlafen usw. waren Ys nächtliche Mantras, wenn der Arzt sie zwang, sich hinzulegen. Der Mann hörte sich "Fingers schlafen ein, Knöchel einschlafen und Beine einschlafen ..." an, bevor er zu Bett ging. Als seine Frau jedoch in einem klobigen Negligé das Schlafzimmer betrat, rief er: „Alles klar!“ "Wach auf!" Wenn Sie wirklich müde einschlafen möchten, sollten Sie nach Osten radeln.

Entspannen Sie sich und arbeiten Sie die Bewegungen dieses Zyklus in Ihrem eigenen Tempo durch. Wenn ich weiß, wie man mit Sprache aufnimmt, ist es kurz, Y-Takt und monoton, das sind die Bedingungen, unter denen es am effektivsten ist

RADFAHREN ZUR SCHLAFPRÄVENTION

Lassen Sie alle Ihre Anspannungen schmelzen und entspannen Sie Ihre Muskeln vollständig. Vergessen Sie die Not, die Sie vielleicht empfinden.

Ich weiß, dass es nach Ihrem Ermessen aufgelöst werden kann.

Stellen Sie sich vor, Sie geben einen Esslöffel Zucker in eine dampfende Tasse Tee.

Sie können Ihre Atmung verlangsamen und es sich auf der Schaukel bequem machen.

Sehen Sie Ihren Körper in seinen Bestandteilen. sich schläfrig und entspannt fühlen

Die Konzentration auf die Zehen ist eine großartige Möglichkeit, sich zu beruhigen und sich besser zu fühlen.

Der Blutfluss in ihren Schienbeinen ist etwas, wofür man einen Geldschein gebrauchen könnte.

Ja, Sie trösten Ihre Zehen, Bögen und Knöchel, indem Sie ihnen Entspannung schicken. Außerdem plane ich zu spüren, wie das Blut zu meinem Schienbein fließt.

Infolgedessen kann Ihr Y-Schienbein glatter erscheinen, was Ihnen ein Gefühl der Erleichterung bringen kann.

Das gleiche Gefühl der Ruhe könnte Ihre Beine hinaufwandern und Ihre Schienbeine und Knie erreichen.

Um Ihre Oberschenkel zu beruhigen, entspannen Sie einfach Ihre Knie.

Legen Sie die Füße hoch und lassen Sie die wohltuenden Wellen über Po, Bauch und Darm spülen.

Wenn Sie im unteren Rücken oder in der Wirbelsäule verspannt sind, können Sie sich jetzt entspannen.

Erlauben Sie Ihrem Herzschlag, sich zu einem stetigen Ticken und Ihrer Atmung zu einem rhythmischen Y zu beruhigen.

Ich weiß, sobald ich ausatme, entspannt sich mein Brustkorb und du beginnst, langsamer und ruhiger zu atmen.

Ihre Finger, Hände und Puppen können sich endlich entspannen!

Die Wärme ist sehr beruhigend und kann bis zum Arm und bis in die Schultern gespürt werden.

Wenn Sie Ihre Nackenmuskulatur entspannen, können Sie dasselbe mit Ihren anderen Muskeln tun.

Beißen Sie nicht mit den Zähnen zusammen und versuchen Sie starr zu bleiben. Entspannung, die sich auf Augen und Wangen ausbreitet...

In der unmittelbaren Umgebung der Augen.

Ruhe und Kühle überziehen das Gesicht und... die Stirn. Wir brauchen einen tieferen Schnitt.

Erschaffe ein Symbol des Friedens, das Y für dich brechen wird.

Stellen Sie sich ein weiches, schwaches Licht vor, das Ihr ganzes Wesen durchdringt, und spüren Sie, wie Ihr ganzer Körper friedlich auf einem endlosen Meer schwimmt, ruhig, rein und warm.

Es ist eine Zeit der Ruhe, der Ruhe und der angenehmen Träume.

Fließend und schmelzend, Zeit. Entspannen Sie sich und machen Sie einen Spaziergang.

Sie sollten jetzt Ihren Geist genauso entspannen, wie Sie Ihren Körper entspannen. Du bist in eine gute Schlafroutine geraten.

Wenn Sie ruhig ein- und ausatmen, sehen Sie vielleicht eine Veränderung...

(Füllen Sie Ihren Streifen mit unseren hilfreichen Vorschlägen zum Thema „Einschlafen“ auf.)

VORBEREITUNG FÜR CHIRURGISCHE EINGRIFFE

Wenn Sie sich jemals einer Operation unterziehen mussten, kennen Sie die Angst, die damit einhergeht. Im Krankenhaus sind Sie Menschen begegnet, die in ihrem

Leben schwierige oder unangenehme Zeiten durchmachen, und Sie haben erschreckende Geschichten gehört. Angst kann entstehen, wenn man nicht weiß, was man von der Sicherheit erwarten kann. Selbsthypnose ist eine praktikable Option, um die psychologischen Auswirkungen einer solchen herzzerreißenden Tortur zu überwinden. Das Unterbewusstsein kann mit ein wenig Hilfe eines Programms auf Erfolg vorbereitet werden.

Der ursprüngliche Schöpfer dieses Zyklus hat diese Emotionen zweifellos gespürt. Er hatte sich bereits zwei schmerzhaften und schmerzhaften Operationen unterzogen und fürchtete die Aussicht auf eine dritte. Um dieses Problem direkt anzugehen, meldete sie sich für ihr erstes Selbsthypnose-Training an. Bisher war es ihm gelungen, ihre Sorgen zu beruhigen und zu kontrollieren. Die Ärzte waren überrascht, wie gut die Operation verlief und wie schnell er sich erholte, und sie diskutierten ausführlich darüber. Es gab sehr wenig Schmerzen und keine der möglichen Folgen traten auf. Seit sie die Augen geöffnet hat, ist sie dieselbe, aber innerlich muss sie sich wie ein ganz anderer Mensch gefühlt haben.

VORBEREITUNGSZYKLUS FÜR EINE OPERATION

Die Dinge, die ich im Leben will, sind die Dinge, auf die ich manchmal warten muss, und darum bitte ich.

Meinem Verstand kann vertraut werden, dass er sich manchmal auf Autopilot um Dinge kümmert. Die Tatsache, dass ich noch lebe, ist etwas, wofür ich dankbar bin.

Die Luft enthält den lebensnotwendigen Sauerstoff.

Ich werde ohne Sauerstoff atmen müssen.

Ich beschloss, mich auf meine Atmung zu konzentrieren.

Oder soll ich die Entscheidung einfach meinem Unterbewusstsein überlassen? automatisch.

Da ich im Osten beruhigt bin, erfahre ich, dass es dort viel mehr Möglichkeiten gibt, als ich mir je vorgestellt habe.

Ich möchte mein Unterbewusstsein anzapfen, um mich durch diese entscheidende Zeit zu führen.

Ich erkenne jetzt, dass mein Unterbewusstsein vielleicht schon ich bin. Ohne es zu wissen, hast du mir geholfen, ohne mir eine Rechnung zu stellen, und was auf der unbewussten Ebene passiert, ist oft realer, automatischer und vitaler.

Ich stimme zu, einfach zuzulassen, dass ich helfen kann.

Nein, es spielt keine Rolle, was andere tun oder was ich bewusst glaube; Was zählt ist, dass mein Unterbewusstsein meine Ziele aktiv unterstützt und mir hilft, sie zu erreichen.

Das Unterbewusstsein hat eine einzigartige Linse, durch die es die Welt sehen kann.

In diesem Moment konnte ich mich zum Beispiel an eine schöne Jugenderinnerung erinnern und diese noch einmal erleben.

In nur wenigen Schlucken können Sie ihm neues Leben einhauchen. (Pause) Ich habe mich gefragt, ob ich die Zeit verkürzen oder verlängern könnte.

Außerdem kann ich meine Gedanken in die Zukunft projizieren und mir vorstellen, dass es aufgrund seiner Voraussicht bereits in der Zukunft passiert ist.

Kann ich mir irgendetwas ansehen, das Y helfen würde, die Dinge klarer zu sehen?

Die Operation miterlebt zu haben, ist eine Realität, die ich mir vorstellen kann. Dieses Verfahren verlief für mich in jeder Hinsicht gut.

Meine Ärzte und mein Anästhesist haben alles vor Ort gemacht.

Ich schaffte es, die ganze Zeit über ruhig, bequem und sicher zu bleiben.

Später sagten mir die Leute, wie "freudig" ich war, weil ich gelernt hatte, mich zu beruhigen und im "Pilotenmodus" zu sein.

Es ist möglich, dass ich meinen Zustand nicht wahrnehme, aber wenn ich es bin, wird mein Unterbewusstsein auf die Anforderungen meines Körpers reagieren und geeignete Maßnahmen ergreifen.

Als ich nach der Operation aufwachte, beruhigte mich das Personal sofort.

Dadurch konnte ich mich viel ausruhen und die Gesellschaft meiner Lieben in vollen Zügen genießen.

Alles in allem war die Genesung ein sehr schönes Erlebnis.

Was ist ein Mensch, der wiedergeboren wird und sich gesund in eine bessere Zukunft bewegt? Bitte nehmen Sie diese wunderbare Erinnerung mit nach Hause?

Rückblickend werde ich Gott danken und sagen: "Gott sei Dank, das war so einfach!" nächstes Jahr und das Jahr danach.

Ich freue mich zu sehen, dass es meinem Unterbewusstsein gelungen ist und sich meine eigenen Bemühungen gelohnt haben.

Ich muss nicht alles aufschreiben, was ich heute hier gelernt habe; mein unterbewusstsein hat schon alles verarbeitet.

Und er wird zum richtigen Zeitpunkt handeln. Die Daten, die es verarbeiten konnte.

Sie müssen sich nicht mehr aktiv bewusst sein, dass ich eine "Vision" hatte, als ich zum Zeitpunkt Y vollständig sediert war.

Meine Errungenschaften sind das Ergebnis meiner eigenen harten Arbeit.

Vielleicht habe ich, wenn ich morgens aus dem Bett komme, die gleiche Vorfreude, als würde ich ein neues Jahr beginnen.

(Beenden Sie Ihr Band, indem Sie erklären, wie Sie aufstehen.)

ATTRAKTIV WIE EIN NAGEL

Dies ist die Schleife, die Ihr Gehirn trainiert, den gewohnheitszerstörenden Biss zu akzeptieren. Vielleicht haben Sie früher einen Leckerbissen des Gebrauchs und all Ihre Selbstbeherrschung verwendet, um Ihre Hände an ihrem Platz zu halten, aber heute gibt es eine viel einfachere und effektivere Methode: Verwenden Sie einfach Y plus easy.

Ja, Sie haben es satt, dass Ihre Nägel brechen und splittern; Jetzt ist es an der Zeit zu handeln. Während des Monats, in dem Sie diese Schleife verwenden, können Sie auf Wunsch eine Nagelfeile in Ihrer Tasche mitnehmen. Wenn Ihre Nägel also wieder anfangen zu wachsen, werden Sie von der rauen See nicht abgeschreckt.

DER ZYKLUS DER NAGELATTRAKTIVITÄT

Es ist wahr; In der Zukunft wirst du genau so sein, wie du jetzt bist: Zeit vorwärts, Zeitreise usw. Und stell dir vor, du benutzt deine Hände, um etwas zu tun ...

Nicht wie die Dinge waren, sondern wie sie werden

Erstellen Sie ein mentales Bild von sich selbst mit glänzenden, frisch lackierten Nägeln, mit denen Sie sich selbstbewusst und attraktiv fühlen. Entdecken Sie sie, nutzen Sie sie

Bewundern Sie, wie gut sie aussehen und sich anfühlen. Du erschaffst mit deinen Gedanken deine eigene Realität.

Ihre verbesserte Geschicklichkeit ist ein direktes Ergebnis der Fähigkeit Ihres Geistes, sich diese Welt vorzustellen.

Sie haben die Wahl vor einiger Zeit getroffen; Sie haben sich selbst davon überzeugt, dass Tee etwas Größeres lieben würde, als Ihren Fingernagel zu kauen.

Niemand mag es, wenn seine Körperteile als Kauspielzeug benutzt werden, und es gibt keinen Grund, sich einer solchen Abneigung auszusetzen.

In Ihrem (Gedanken) Sicher ist es ein Computer, aber er funktioniert genauso wie das menschliche Gehirn. Wow, das ist in vielerlei Hinsicht ein ziemlicher Computer.

Einige Reaktionen sind so programmiert, dass sie zu einem bestimmten Zeitpunkt in der Zukunft auftreten.

Ihr Gehirn ist also gerade damit beschäftigt, sich eine weitere Antwort auszudenken ... Ich habe einen besseren Ansatz gefunden, um Dinge zu erledigen.

Sie werden spüren, wie sich Ihre Hand zu Ihrem Gesicht bewegt, als ob Sie an Ihrem Fingernagel kauen wollten, aber Sie können es stoppen, lange bevor es Ihren Mund erreicht.

Sie werden Ihre Hand überprüfen, während Sie selbst entscheiden.

Natürlich würde ich mich freuen, meine Zähne in Ihren Fingernagel zu versenken.

Gehen Sie voran und kauen Sie sie, wenn Sie dazu entschlossen sind. Offensichtlich will aber niemand wirklich am eigenen Fleisch nagen.

Welche ist deiner Meinung nach die beste? Ihre Nägel können in Ruhe ruhen.

Es ist auch einfach, Ihr Gesicht loszulassen, während es getroffen wird.

Erinnern Sie sich beim Y an ein schönes Selbst (wirklich schön), dass Ihre Hände, ich weiß, so hart sind.

Sie werden mit der Zeit besser. Deshalb freut es sie jeden Tag, dass es passiert, und sie sind stolz darauf.

Lassen Sie Ihre Gedanken die Probe übernehmen: Stellen Sie sich vor, wie Ihre Hand Ihr Gesicht berührt. Ohne überhaupt darüber nachzudenken...

Behalten Sie nun die Hand im Auge, wenn sie stoppt. Stellen Sie sicher, dass Ihre Hand nicht unerwartet aufhört sich zu bewegen. Und behalte sie im Auge...

Da ich weiß, was ich damit machen soll, lasse ich meine Hand los, jetzt, wo ich weiß, dass es deine ist ...

Du lächelst vor dich hin, wenn du an die Schönheit deiner Hände denkst.

Je öfter Sie dies tun, desto robuster wird Ihre Programmierung.

Eine Sekunde endete in der Zeit Y... in der Zeit, die Sie wählen, haben Sie bessere Dinge mit Ihren Händen zu tun, und y Tee, an den Sie sich erinnern werden. Wenn Sie ein Element auswählen, wird Ihnen die entsprechende visuelle Darstellung angezeigt.

Machen Sie sich ein konkretes geistiges Bild von Ihrem Ziel, einem Ersatz für das, was Sie wirklich erreichen wollen. (Pause) Und denken Sie darüber nach, dass Sie bereits zu einem fruchtbaren Schluss gekommen sind. Wir sind glücklich und dankbar, dass Sie eine solche Größe erreicht haben.

BIETE DAS LICHT AN

Um eine gute Schwangerschaft zu haben, müssen Sie eine glückliche Einstellung haben, ruhige Meditation praktizieren und gut essen. Die Erfahrung, ein Kind zu bekommen, wird mittlerweile von vielen Paaren geteilt, die sich daher für einen gemeinsamen Unterricht entscheiden. Sie können auf der mentalen, emotionalen und spirituellen Ebene zusammenarbeiten, wenn sie auch Verfahren auf der physischen Ebene lernen.

Die moderne Kultur bevorzugt Väter, die eine aktive Rolle im Leben ihrer Kinder spielen. Das Y ist nicht der einzige Ort, an dem Sie hilfreiche Ratschläge zur pränatalen Vorbereitung finden. Die Liebe und Spontaneität des Vaters spiegeln sich in den Texten dieses Zyklus wider, die gelesen oder gesprochen werden können. Dies dient als subtiler Rat für das Kind und als positive Verstärkung für die Mutter. Nach dem, was ich aus Cayces Lesungen verstehe:

Das sollte jede Mutter lesen. Das Temperament der Seele, die diese Entscheidung (in Bezug auf ihre Geburtsweise) in dieser Zeit getroffen hat, bestimmt in hohem Maße, wie diese Perspektive beibehalten wird.

DER LICHTKREISLAUF

Wenn Sie neu beginnen, sind Sie Teil des Versprechens und der Bestimmung des Lebens selbst, und ich kann spüren, wie sich das Y in Ihnen formt und ausdehnt.

Eine normale biologische Funktion Y von großer Bedeutung wird in Ihrem Leben auftreten.

Sie gebären und gebären.

Was jetzt passiert, ist eine Art Katharsis für das Lebewesen, das so lange Teil deines Körpers war, dass es sich jetzt befreien und wild werden kann.

Der Tag wird kommen, an dem das Kind endlich beginnen kann, sein eigenes einzigartiges Individuum zu werden.

Sobald ein Zyklus endet, beginnt ein neuer.

Aus diesem Grund wird er oft als „Geburtswerk"-Drehpunkt, Drehpunktzustand oder „Leichtwetter-Y-Raum" bezeichnet. Das Beste aus beiden Welten

Wenn eine Phase in eine andere übergeht, folgt auf Stress eine willkommene Entspannung.

Sie sind an der Reihe, es bald zu spüren.

Während der Übergang implementiert und abgeschlossen ist. Vielleicht möchten Sie sie mit offenen Armen und beruhigenden Umarmungen willkommen heißen, da Sie wissen, dass dies wahr ist.

Mentale Stärke ist die Basis einer positiven Einstellung und angenehmen Erwartung.

Viele Dinge tragen zu einer gesunden Lebenseinstellung und einer glücklichen Geburt bei.

Das fragliche Ding ist überraschend attraktiv.

Die Nutzung Ihres Körpers als Kanal für neues Leben ist eine spirituelle Erfahrung.

Wenn Sie es wissen und richtig atmen, verringert sich das Risiko von Beschwerden.

Richten Sie Ihre Gedanken dann, wenn Sie sich an die Arbeit machen, auf die immense Kraft des Universums, auf die Vitalität neuen Lebens. Es ist wichtig, daran zu denken, aktiv an die Worte „loslassen" und „loslassen" zu denken, wann immer Sie bemerken, dass sich Ihr Körper anspannt. Du kommst in den Rhythmus des Lebens und lernst dich zu entspannen, mit dem Strom zu gehen und eins mit der Musik zu werden. Alles ist möglich, wenn Sie nur genug Geduld und Hoffnung haben.

Träume davon, am Strand zu entspannen. Beobachten Sie das ständige Kommen und Gehen des Meeres, während die Wellen gegen die Küste schlagen.

Beobachten Sie, wie er über den Strand hin und her geht. Wenn die Wehen beginnen, synchronisieren Sie sich beim Ein- und Ausatmen auf natürliche Weise mit den natürlichen Kontraktions- und Entspannungsrhythmen Ihres Körpers, um Ihr Baby zur Welt zu bringen.

Durch die Vorbereitung von Körper und Geist sehen die beiden Tage des East Day gut aus.

Treten Sie in die Zone ein und koordinieren Sie Ihre Gedanken und Handlungen, um einen Rhythmus zu schaffen.

Wenn die Zeit gekommen ist, werden Sie feststellen, dass das Formular, das Sie im Unterricht gelesen oder bearbeitet haben, viel einfacher und leichter zu merken ist.

"Pause" bei Inspiration und Ablauf.

Lassen Sie Ihre Sorgen mit jedem Ausatmen los.

Verweile nicht bei der Qual der Niederlage; Genießen Sie stattdessen den Ruhm, das ultimative Finale zu erreichen.

Emotional und mental können Sie sich zurücklehnen und so optimistisch und bewusst wie immer sein.

Betrachten Sie es vorerst als erfüllt. Hören Sie den Herzschlag eines Neugeborenen. Macht ein bedeutungsvolles Symbol der Union.

(Pause)

Die Tatsache, dass Sie es trotz Ihrer Zweifel geschafft haben, ist ein Beweis dafür, dass Sie es können. Es erfüllte Y perfekt und funktionierte gut.

Man kann mit Sicherheit sagen, dass dies ein sehr schönes und gesundes Neugeborenes ist. Denken Sie immer daran, wie kostbar jeder Augenblick ist.

Lassen Sie sich vom Schwung Ihres natürlichen Körpers mitreißen.

Letztendlich weiß es dein Körper am besten. Entspann dich und lass ihn sein Ding machen, Single.

Sie können Freude und Staunen finden, wenn Sie einfach beobachten, wie sich das Wunder der Schöpfung im Laufe der Zeit entfaltet. Sie haben jetzt Lebensenergie bei sich.

REDUZIERUNG VON WARZEN

Fast jeder hat von einer seltsamen oder einzigartigen Methode gehört, um Warzen loszuwerden. Warzen wurden mit Cayce-Readings behandelt, seit hypnotische Y-Suggestion und elektrische Nadelung beliebt waren. Zu den beliebtesten Heilmitteln gehörte eine Kombination aus Natron und Rizinusöl. Dieser braucht nur einen Verband, und Sie können ihn über Nacht anlassen.

Die gute Nachricht ist, dass es mehrere Methoden gibt, um damit umzugehen, einschließlich Selbsthypnose. Als Teil eines Gesamtplans können Sie sich entscheiden, sich mit der Warze „anzufreunden", zuzuhören, was sie zu sagen hat, und sie dann loslassen. Sie können Ihre eigene Suggestionskraft mit der körperlichen Behandlung durch das Heilmittel kombinieren.

Obwohl der in diesem sechsten Zyklus verfolgte Ansatz auf den ersten Blick extrem erscheinen mag (der Warze die Blutversorgung entziehen), ist dies notwendig, da Warzen keinen Krebs entwickeln und keinen nützlichen Zweck zu haben scheinen. Die Ergebnisse für diejenigen, die diese Methode ausprobiert haben, sind im Vergleich zu denen, die eine elektrische Nadel verwendet haben, günstig, und das Verfahren ist viel weniger schmerzhaft.

WARZENENTFERNUNGSVERFAHREN: EIN ZYKLUS

Du musst etwas Selbstbeobachtung machen und herausfinden, wer du bist.

Die Erhöhung der Y-Multiplikation zur Bildung neuer Zellen wird durch den Sauerstoff und die Nährstoffe unterstützt, die im Blut zu jeder Zelle transportiert werden.

Kann dem Körper bei Bedarf helfen, schneller zu heilen. Und das Beste daran ist, dass Sie als Ergebnis dieser Herangehensweise tatsächlich lernen könnten, sich damit auseinanderzusetzen.

Wenn Sie sich darauf konzentrieren, können Sie sich sofort daran gewöhnen und anfangen zu lernen, wie es geht.

Eine frische und erhebende Perspektive auf das physische Selbst.

Reparaturarbeiten können bei Bedarf durchgeführt werden. (Pause)

Betrachten Sie die Anatomie der Warze im Detail. Beachten Sie, wie unnötig und unwichtig es ist.

Werfen Sie einen Blick auf das Netzwerk winziger Venen und Arterien, die sein Blut versorgen.

Vielleicht findest du es jetzt heraus

Sie können verhungern, indem Sie den Blutfluss zu Ihren lebenswichtigen Organen blockieren.

Wenn Sie Ys Versorgung mit Wärme und Aufmerksamkeit unterbrechen, werden die Warzen schließlich absterben.

An diesem Punkt hungert Y aktiv.

Y, die Zeit, die ich kenne, schrumpft, bis sie vorbei ist,

Und wir ersetzen das geschädigte Gewebe durch frisches, gesundes Gewebe. Seien Sie stolz auf sich, Ihren Körperbau und Ihre Genesung.

(Pause)

Atme jetzt ein paar Mal tief durch

Stellen Sie sich einen frischen, strahlenden und gesunden Teint vor. Wenn du langsam ausatmest,

Bills brandneuer Skin hat heute einen Termin.

Ist es sehr knifflig?

Du fühlst dich revitalisiert, huh?

Weißt du, was ich meine, wenn ich sage: "Ich bin heiß?"

Die Venen und Kapillaren unter der Haut transportieren Blut, Nährstoffe und Wärme durch den Körper und insbesondere durch Ihren Körper. Beispiel(e): teuer, Hände, Füße usw.

Nachdem Sie dieses Bewusstsein erkannt haben, können Sie die Hitze direkt spüren,

Blutgefäße in der Haut erweitern sich, um mehr Sauerstoff und Nährstoffe zu liefern.

Ihr Fuß ist die Registerkarte für diesen Tee, richtig?

Du kannst es in jede Richtung nehmen.

Sobald Sie bereit sind, werden Sie es vielleicht bemerken.

Was für ein schönes wärmendes oder prickelndes Gefühl.

Lassen Sie sich nun von dieser Wärme umhüllen, während Sie sich neuen Körpererfahrungen öffnen.

Sie gewinnen neue Einblicke in Ihre eigene Identität. Lernen, was Ihnen am wichtigsten ist,

Um dich zu nehmen

Es ist die Wärme des Y mit seiner Akzeptanz.

Fokus – Sie sind weniger ängstlich, entspannter und zufriedener mit sich und Ihrer aktuellen Situation.

Es ist interessant, ungeachtet dessen, was es Ihnen erscheinen mag,

Nichts weniger als dein ganzer Körper.

Mit der Genugtuung, endlich ein optimistischeres Weltbild angenommen zu haben,

Die heilende Energie der Y-Wärme umgibt Sie.

Wie fühlt sich die neue Haut an? Fest?

Niedriges Strickdatum der Haut.

Spüren Sie das Schlagen der Blutgefäße, wenn sie Nährstoffe zu den Zellen transportieren?

(Pause)

Nehmen Sie sich einen Moment Zeit, um sich vorzustellen, wie Sie sich an einem einsamen Strand entspannen. Versetzen Sie sich in Gedanken an diesen Strand.

Von der Sonne erwärmter Bass,

Strahlen Sie Licht von Ihrem ganzen Körper aus, insbesondere aber (Hand, Fuß usw.)

Eine sengende Sonne, die bei Kontakt mit Ihrer Haut nur noch schlimmer wird;

Wohlige Wärme, die tief eindringt und von innen wärmt.

Um die Wärme der heilenden Eigenschaften des Tees zu spüren und sich beim Trinken zu entspannen

Da die neuen Zellen miteinander verschmelzen und gesund sind. Die Haut ist gerötet, die Heilung, die ich zu erzeugen weiß, nimmt Gestalt an, und ich weiß, wie es geht.

Jetzt, da es in Ihrem Unterbewusstsein gespeichert ist, können Sie ihm im wirklichen Leben begegnen.

Wann du willst

Einen ähnlichen Effekt kann man erzielen, indem man den Atem verlangsamt und sich einen Zustand der Heilung und Dankbarkeit vorstellt.

Ich bin sicher, das hat er schon.

www.ingramcontent.com/pod-product-compliance
Lightning Source LLC
LaVergne TN
LVHW010543160826
845677LV00013B/2985

9798351691749